SEKAISHISO SEMINAR

〔新版〕

現代医療の社会学

日本の現状と課題

中川　輝彦
黒田浩一郎　編

世界思想社

はじめに

現代日本の医療は、様々に論じられている。医療のこの部分は良くないから変えなければならない、逆にあの部分は良いものだから守らなければならないといった評価があり、そのためには何をしなければならないのかという提言がある。こうした評価や提言は多種多様であり、同じものを論じていても、論者により評価や提言がまったく異なることも多い。何が問題かという点では同意している論者も、ではどのように解決すべきかでは意見が衝突することも珍しくない。医療の何をどのように変えるべきか、あるいは変えるべきではないかをめぐって、様々な見解があり、様々な対立や論争がある。

本書は、こうした医療をめぐる評価や提言のいずれかに直接与するものではない。本書の課題は、現代医療を社会学的観点から記述し、説明することである。本書は、主に日本を含む「先進国」では、どのような医療がどのように営まれているのか、またどうして現状はそうなっているのか、また医療のどの部分がどのように、またどうして変わりつつあるのかを考える。これらの問いに答えることを通じて、現代医療の特性を、それを成り立たせている仕組みも含めて解明することをめざしているのである。

しかし本書は、医療に対する諸々の評価や提言に深く関わる。現代医療のある部分を変えたければ、それが実際どのようなものか、どのように成り立っているのかを知らなければ難しいだろう。また医療のある要素を変えると、その影響は別の要素、あるいは医療の外に及ぶことも少なくない。不用意にある要素を変えると、意図しない望ましくない結果が生じることもある。こうした意図せざる結果に配慮しつつ、医療の変化を促すこと、あるいは変化を抑制することを提言するには、医療を成り立たせている諸要素とその（おそらくは）複雑な関係を知る必要がある。

本書は、こうした関心に応えるものである。社会学は、人々の営みを、様々な要素に分解するとともに、それらがどのように組み合わされて、その営みが成立しているのかを考えてきた。「制度」や「社会システム」などの社会学が彫琢してきた概念には、人々の営みを成り立たせている要素と要素間の関係に注意を向けさせるものが多い。本書の各章も、こうした社会学の蓄積をふまえて書かれている。本書は、医療をめぐる論争に「参戦」するわけではないが、諸々の評価や提言を検討し、読者が自らの見解を形成するために有用な視点や知見を提供すると思われる。

本書は、どのように現代医療にアプローチするのか。本書は「現代医療（contemporary medicine＝同時代の医療）」と区別されるところの「近代医療（modern medicine）」というカテゴリーを設定して、現代医療を分析する。

社会学では、同時代の社会を認識する際に「近代（modern）」というカテゴリーが使われることが多い。「近代」の用法は二つに分けられるだろう。第一に「近代」は「歴史上の時代区分」である。この用法はもともと「歴史家によるもの」であり、「近代」は、一六世紀以後の西洋（＝主に西ヨーロッパ・北米）という時間・空間の一部を指して用いられることが多い。ただし、社会学で「近代」や「近代化（modernization）」が論じられるときは、一九世紀以後の状況が主として言及されることが多い。第二に「近代」は、第一の意味での近代に固有と考えられる特性を持つものに使われる。こうした特性を「近代的なもの（modernity）」ということもある（富永健一 1990『日本の近代化と社会変動――テュービンゲン講義』講談社、pp. 28-29）。なお modernity は「近代性」と訳されたり、「モダニティ」と片仮名書きされることもある。

社会学には、現代社会を近代社会、またはそれによく似た社会として位置付け、「歴史上の時代区分」としての近代の事象を分析することで抽出された「近代的なもの」をモデルに、現代社会を描くというアプローチがある。まず近代という時空の事象から「近代的なもの」を抽出し、同時代の事象をそうして抽出された「近代的なもの」と対照しつつ整序する。そうして整序された事象と「近代的なもの」を比較し、何が同じで何が異なるのかを明らかにする。つまり同時代の事象を「近代的なもの」との異同という観点から描くというアプローチである（厚東洋輔 2006『モダニティの社会学』ミネルヴァ書房、pp. 2-4）。

本書もまた、右のアプローチを採用している。「歴史上の時代区分」としての近代、特に一九世紀以後の西洋社会で営まれる医療の総体から、医療における「近代的なもの」、つまり「近代医療（modern medicine）」を抽出する。これをモデルに、同時代の医療とそれに関わる事象を整序し、このモデルと比較する。このことを通じて、現代医療を近代医療との異同という観点から描く。

そもそも医療とは何か。現代日本で「医療」といえば、多くの人々は、病院で行われる医師（＝医師免許の保有者）の投薬や手術などの活動やその指示を受けた看護師などのスタッフの活動を思い浮かべるだろう。これらが医療に含まれることは間違いない。しかしこのイメージを不用意に定義に反映させると、医療というカテゴリーをあまりに狭く定義することになるだろう（実際、右のイメージに含まれている病院や医師免許の仕組み、そして看護師という職業が確立されるのは、近代、それも一九世紀以後のことである）。それは避けなければならない。

この問題に関しては、医療社会学の古典のひとつであるＥ・フリードソンの *Profession of Medicine:*

A Study of the Sociology of Applied Knowledge（[1970]1988, University of Chicago Press）に倣いたい。同書は「全ての社会で人々は病気を診断し、様々な方法で対処（managing）している」と指摘し、病気の同定・対処という行為を「治療（healing）」、その担い手を「治療者（healer）」と呼び、その変遷を概観している（同書 p. 3）。同書の「治療／治療者」の用法を引き継ぎ、（この意味での）治療を中心に組織化された営みを「医療」と呼びたい。こうすれば「医療」が、近／現代に固有のカテゴリーになることは（さしあたり）避けられるだろう。

では、近代医療はどのような医療なのか。この問いには、西洋社会における前近代／近代という対比を想定し、①治療で使われる知識・技術、②治療者、③治療の行われる空間、④医療と国家の関係という四つに注目して答えたい。近代医療の場合、①に該当するのは、高等教育機関（大学・大学院）に制度化された医学とそれに関連するディシプリン（＝学問領域）で、研究・教育されている知識・技術である。②は、国家に承認された資格制度から資格を付与されている人々、つまり医師である。通常は、①の医学知識・技術を大学で修得していることが、医師資格の取得の要件となる。③は、「病院」といわれる空間である。近代医療では、治療者が病者のところ（例えば自宅）に赴くのではなく、特定の空間（＝病院）に病者が集められて治療が行われることが主流である。一部の病院は、医学研究・医学教育（医師の養成）にも使われる。④に関しては、国家は、かつてなく広く深く医療に関与している。国家による関与は、医学研究のパトロネージや規制、医師や看護師などの教育・資格制度、人々の医療へのアクセス、公衆衛生活動など多岐にわたり、巨額の国家予算が投じられている。社会保険（国家が最終的には運営に責任を負う）として医療保険を制度化している国家もある。

このような近代医療のモデルが、本書で現代医療をとらえるための枠組みとなる。本書では、右のモデルに基づいて現代医療を、ⓐ中心となる部分、ⓑ中心を支持する部分、ⓒ周縁に位置する部分に分割し、さらに各部分をその構成要素に分解して要素ごとに分析する。すなわち各要素に対応する事象を「近代的なもの」とつき合わせて整序し、その特性を明らかにする。これを繰り返すことで、同時代の医療の総体、つまり現代医療にアプローチする。こうしたアプローチを通じて、ⓐに対応する事象から「現代医療の中心構造」、ⓑに対応する事象から「現代医療の支持構造」、そしてⓒに対応する事象から「現代医療の周縁」が抽出されるのである。

本書の構成は、このアプローチに即したものになっている。本書は三部からなり、第Ⅰ部では「現代医療の中心構造」、第Ⅱ部では「現代医療の支持構造」、第Ⅲ部では「現代医療の周縁」がそれぞれ扱われる。ⓐからⓒの各部分には、それぞれ次のような要素が含まれている（カッコ内は、それが主題となる章を表す）。ⓐ現代医療の中心構造には、医学知識・技術（1章）、医師（2章）、病院などの医療施設（3章）という要素が位置付けられる。ⓑ現代医療の支持構造には、病者と患者（4章）、コメディカル（5章）、国家（6章）、医薬品産業（7章）という要素が位置付けられる。ⓒ現代医療の周縁に位置付けられるのは、精神医療（8章）、非正統的医療（9章）、ターミナルケア（10章）、健康をめぐる意識・行動と公衆衛生活動（11章）である。

各章は三節からなり、多くの章の内部では次のような構成となっている（主題の特性により、異なる構成の章もある）。1節では、各章の扱う要素に関する社会学的知見が整理されて示される。こうした知見の多くは、近代という時空での営みを対象とする研究から引き出される。その意味で近代医療の構成要素の特性を明らかにする節である。2節では、各章の主題とする要素が、主として明治以後の日本でどのように展開してきたのかが検討される。医療における「近代的なもの」の日本社会における展開が明らかにされる。3節では、各章の主題をめぐる近年の諸々の変化（と思われるもの）が検討される。現代医療に見られる近代医療の持続、または変容が描かれるだろう。

本書は、一九九五年の『現代医療の社会学――日本の現状と課題』（以下「旧版」）の「新版」である。旧版の刊行から二〇年が経過し、医療にも様々な変化が見られる。医療を対象とする社会学の知見も蓄積されてきた。本書は、こうした変化をふまえて、「現代医療の社会学」というタイトルに相応しく内容をアップデートするため、単なる旧版の改訂ではなく、すべての章を新たに執筆している。

本書の刊行にあたっては、世界思想社に大変お世話になったことをお礼申しあげたい。また当初の刊行予定を大幅に遅れたことを、同社の編集者、ならびに早々に原稿を提出して下さった執筆者の方々にお詫び申しあげるとともに、それでも刊行にご尽力いただいたことに、心から感謝したい。こうしたご尽力がなければ、本書は日の目を見なかったであろう。

編　者

目次

（注）本書中の省庁等の組織名はすべて当時のものである。

I　現代医療の中心構造

第1章　医学知識・技術

中川輝彦・工藤直志

1　医学知識・技術の応用

現在、医療はグローバルにネットワーク化された営みとなっている。病気のメカニズムや、その予防・治療に関わる研究は、世界各地のラボラトリー（＝研究施設）で行われている。そこで研究・開発された知識・技術の多くは、学術論文として公表され、医学というディシプリン（＝学問領域）に登録される。こうして登録された知識・技術が「医学知識・技術」である。医学知識・技術は、医学研究の基礎となり、また実際に病気の治療や予防に用いられる。各地のラボラトリーでは、既存の知識・技術を新たに得られたアイディアやデータと組み合わせることで、新しい知識・技術が生みだされている。また各地の医療施設では、医学知識・技術を応用して日々の診療が行われている。

本章では、このようにグローバルに展開する医療を、医学知識・技術に焦点をあわせて描く。そのために次のような問いを考える。医学知識・技術は、医療にどのように関与しているのか、またどのように応用されているのか（1節）。どのような医学知識・技術が、どのように研究・開発されてきたのか（2節）。今起きつつある医学知識・技術をめぐる変化を認識するための社会学の課題は何か（3節）。

医療と医学知識・技術

そもそも医療とはどのような営みか。E・フリードソンによると「医療は、法や宗教にも似た道徳事業（moral enterprise）であり、それが望ましくないとするものを発見し、コントロールすることをめざしている」（Freidson［1970］1988: 208）。「道徳事業」は「それが望ましくないとするもの」をなくし、望ましいとするものの実現をめざす活動である。医療が「望ましくない」と見なすのは、主として病気、すなわち「病気」と意味付けられている心身の状態である。

では医療という道徳事業に、医学というディシプリン、または医学知識・技術はどのように関与しているのか。

第一に、医療化への関与が指摘できる。「医療化（medicalization）」は、かつてはそのようには見なされていなかった事柄が医療によって対処すべき問題と再定義されること、またはそのプロセスを指す。医療化には、病気やそれに類するカテゴリー（疾病、障害（disorder）など）の新設や拡張を伴うこと、すなわちそれまでは病気とは見なされていなかった心身の状態が、病気と見なされるようになることがある（Conrad 2005＝2006: 3）。ここではこのタイプの医療化について考える。

医療化は「政治的」なプロセスである。すなわち特定の心身の状態を病気と見なすこと、または見なさないことに利害関心があり、政治的影響力を有する複数の行為者（個人、または組織・集団）が交渉し、その結果、医療化が促進されたり、阻害されたりする（Conrad and Schneider［1980］1992＝2003: 503–512）。

医学知識・技術は、こうした交渉のプロセスで利用される。医療化の推進者は、医学の内部で、ある心身の状態が病気として論じられていることを論拠に、それを病気として扱い、医療が対処すべきことを主張するだろう。逆に医療化に反対する論者が、医学内部の議論に照らして、当該の心身の状態を病気と見なすべき根拠が不十分であると主張することもある。ただし医療化の成否はあくまで交渉のプロセスを通じて決まる。医療化を推進する主張であれ、反対する主張であれ、その成否を医学が決定するわけではない。医学による根拠付けは、そうした主張に「威信と権威を与える」かもしれないが、勝利を約束するものではない（Conrad and Schneider［1980］1992＝2003：516-518）。

第二に、診療への関与が指摘できる。医師は、患者を診断し、治療を行う。診断の結果も治療の内容も、患者の状態だけで決まるわけではなく、医師の知識・技術にも左右される。同じ患者を診断するとしても、どのような病気の分類を用いて、どのように病気とそうでない状態を区別するのかによって、診断の結果（病名、病状などの認識）は違ったものになるだろう。またどのような技術で患者を診断するかによっても、診断の結果は左右される。例えばある技術では検出できない身体の「異常」が、別の技術では検出できることもある。仮に診断の結果が同じでも、治療に使える技術やその技術に関する知識（例えばその技術の効果の評価）が違うと、治療内容は違ったものになり得る。

医師は、医学知識・技術を応用して患者を診療する。T・パーソンズのいうように、「医師の役割」は「応用科学者（applied scientist）」のそれであり（Parsons 1951＝1974：430）、その職務は「「医科学（medical science）」に精通し、それに基づくテクニックを習得し、使用すること」である（Parsons 1951＝1974：442）。実際、医師をめぐる制度的環境は、医学知識・技術に依拠して診療を行うよう医師を促すものになっている。医学生という医師の卵は、医学に基づいて考え、行動するよう教育される（Good

1994＝2001：121-143）。また同時代の医学知識・技術と大きく異なる処置を行い、それが望ましくない結果を生じさせると、医療過誤訴訟で過失が認定されやすい（手嶋 2011：186-190）。ただし医学知識・技術は、診療の内容を決定するわけではない。医師の依拠する知識・技術は、医学知識・技術だけではないし、そうはなり得ないからである。

一般にディシプリンは「理論と抽象概念により組織化されたひとまとまりの情報とアイディアにより構成されている」（Freidson 2001：33）。医学もそうである。通常、知識・技術は、それが生みだされた時間・空間または状況の個別性・具体性を捨象した上で、または個別・具体的な要素と一般的・抽象的な要素を区別した上で、ディシプリンに登録される。そうした一般化・抽象化抜きでは、知識・技術は、それが生みだされた状況以外には適用できない。そうした一般化・抽象化を一切されていない知識・技術は、それが生みだされたラボラトリー以外で検証もできないし、診療に応用することもできないだろう。医学知識・技術の一般性・抽象性は、現代医療が、様々な時間・空間をネットワーク化した営みであることの要件であり、帰結なのである。

医学知識・技術は一般的・抽象的だが、診療は個別・具体的な状況で行われる。そもそも診療行為の大半は、個々の病者を治療するという「具体的問題の実際的解決」（Freidson［1970］1988：163）をめざしている。医学の一般性・抽象性とその応用の個別性・具体性のギャップという問題は、通常、制度的には医師に裁量を与えることで、実践的には医師が各自の臨床経験に依拠することで解決される。医師は、臨床の状況、医学知識・技術、臨床経験を照らし合わせて、診療をめぐる諸々の判断を下すのである。C・ボスクのいうように、医師にとって「科学的根拠は、眼前の臨床状況と過去の臨床経験に照らし合わされて意味あるものとなる」のである（Bosk［1979］2003：87）。

医学というディシプリンは、何が正されるべき望ましくないもの（すなわち病気やそれに類するもの）なのかの知識、その望ましくないものを同定するための技術、そしてその望ましくないものをどのように正すのかに関する知識・技術を、医療という道徳事業を担う行為者（医療化の推進者や臨床医）に提供している。ただし実際に何を行うのかの最終的な判断は、医療化をめぐる交渉であれ、日々の診療であれ、行為者に委ねられている。医学知識・技術は、医療という道徳事業の方向性を決定はしないまでも左右する要因なのである。

2　医学知識・技術の研究・開発

「ラボラトリーの医学」の成立（1）──医学研究のパトロネージの変容

現在、どのような医学知識・技術が、どのように研究・開発されているのか。ここでは近代以前と対比することで、近代的な、そして現在も見られる医学知識・技術、およびその研究・開発の特性を浮き彫りにする。その際、N・ジューソンの論考（Jewson［1976］2009）を手がかりに、西ヨーロッパで一九世紀半ばに成立し、有力になった「ラボラトリーの医学」を近代的な医学研究と知識・技術（近代医学）のプロトタイプと位置付けて分析する。

「ラボラトリーの医学」とは何か。以下では「ラボラトリーの医学」以前に有力だった「ホスピタルの医学」「ベッドサイドの医学」と対比させて、この問いに答える。まず医学研究の制度的側面としてパトロネージを検討する。①誰が医学知識・技術の研究・開発者となるのか、②誰が医学研究に必要な資金などを支援するのか、つまり誰がパトロンか、③（①②の結果として）医学研究はどのように方向付けられたのか、の三点に注目する。

「ラボラトリーの医学」では、①医学研究を担うのは、主として大学のラボラトリーに雇用された「科学者」である。②医学研究のパトロンは、国家である。国家は、医学研究に必要な諸々（薬品、器具、施設やそれを入手するための資金、また医学研究者自身やそのスタッフの人件費など）の直接・間接の提供者となった。③医学研究を方向付けたのは、科学者のコミュニティの関心である。国家が、医学研究に求めたのは自国の威信を高めることであり、医学研究者に求めたのは科学者としての名声、すなわちトランスナショナルな科学者のコミュニティに研究成果を公表し、高く評価されることであった。国家は優秀な科学者（であることを見込まれる人）を優遇し、医学研究者は科学者のコミュニティでの評価を意識して研究を進めたのである（Jewson［1976］2009: 628-630）。

「ラボラトリーの医学」以前に有力だったのは、一八世紀末から一九世紀にかけて成立した「ホスピタルの医学」である。「ホスピタルの医学」では、①医学研究を担うのは「臨床医（clinician）」、すなわち病院に雇用されており、そこでの診療を職務としている医師である。②医学研究のパトロンは、病院（または一部国家）であった。③医学研究は、ローカルな臨床医のコミュニティの関心に方向付けられていた。病院は、臨床医の人事を同じく臨床医に委ねていた。臨床医の関心に応える研究をする人が、そこでは高く評価されたのである（Jewson［1976］2009: 627-628）。

「ホスピタルの医学」以前に有力だった「ベッドサイドの医学」では、①医学研究を担うのは、主に往診で生計を立てている医師である。②医学研究のパトロンは、そうした医師の患者またはその関係者（例えば家族）のうち、裕福な人々であった。③医学研究を方向付けたのは、患者、特に医学研究のパトロンとなる裕福な人々の関心である。医師は、裕福な患者を顧客として獲得しようと競合しており、医学知識・技術もそのための手段であった。医師は、当時の「医学理論の聖典の個別の解釈」を通じて、「裕福な病者のサブカルチャー」に合致し、かつ競合相手に比べて自らが優れていることを患者に「確信させる程度にエキゾティック」な理論の構築をめざした。結果として医学研究は、裕福な患者のサブカルチャーの許容する範囲で、個別に「無数の新規な知識を生産する」よう方向付けられたのである(Jewson [1976] 2009: 626-627)。

「ホスピタルの医学」と「ベッドサイドの医学」において、医学研究者は「科学者」ではなかった。医学研究者の大半は、科学者として大学に雇用されても、科学者として成果をあげることを期待されてもいなかった。したがって科学者のコミュニティの関心が、医学研究を方向付けるということもなかった。「ラボラトリーの医学」は、科学者のコミュニティにより方向付けられる科学の営みの成立、すなわちある程度自律的な知識・技術の探求としての医学の成立という意味で画期的だったのである。

「ラボラトリーの医学」の成立(2) ——コスモロジーの変容

「ベッドサイドの医学」から「ホスピタルの医学」へ、そして「ラボラトリーの医学」へという変化は、医学研究の制度的側面だけではなく、「医学コスモロジー」と呼ばれる認識論的側面の変化も伴っている。「医学コスモロジー」は、医学研究の「準拠枠となる概念構造」すなわち「医学研究者の関心、知覚、認知プロセスを導く、ひとまとまりの公理と仮定」を指す(Jewson [1976] 2009: 622)。

「ベッドサイドの医学」と、後の「ホスピタルの医学」および「ラボラトリーの医学」では、病気が位置付けられる「文脈」が異なる。「ベッドサイドの医学」のコスモロジーは、病気を「パーソン」すなわち意識を有し活動する存在に位置付ける。これに対して「ホスピタルの医学」と「ラボラトリーの医学」は、病気を心から区別される「モノ（object）」としての身体に定位する。このように「ベッドサイドの医学」から「ホスピタルの医学」「ラボラトリーの医学」へという変化は、「パーソン志向」から「モノ志向」へという医学コスモロジーの変化でもあった（Jewson［1976］2009: 623）。

「ホスピタルの医学」と「ラボラトリーの医学」にも違いはある。どちらもモノとしての身体に病気を定位しているが、身体のとらえ方ならびに観察方法が異なる。「ホスピタルの医学」は、身体を諸器官の構造化された総体としてとらえ、病気を個別器官の異常として位置付ける。こうして「診断は観察可能な器官の構造の物理的検査に基づく」ものとなり、生者に対しては「無数の特別に発明された観察用機器」による検査が、また死者に対しては病理解剖が行われた。これに対して「ラボラトリーの医学」では、身体は「細胞内および細胞間の相互作用プロセス」として、そして「疾病はこれらの生理学的・化学的プロセスの特定の形式」としてとらえられた。それに伴い「臨床診断は、病的な生理学的プロセスを同定するための、身体の物質的組成の化学的テストを中心に再組織化された」のである（Jewson［1976］2009: 624-625）。ここに今日「生物医学（biomedicine）」の名で知られるアプローチ（佐藤2010）が、おおむね成立した。

「ラボラトリーの医学」の成立以後の展開（1）――医学知識・技術の発展

「ラボラトリーの医学」の成立以後の医学研究の展開を検討する。まず医学コスモロジーに注目する。現在の医学コスモロジーは、主として「ラボラトリーの医学」を、また部分的に「ホスピタルの医学」を継承しており、医学研究は二つの方向性で行われてきた。

一つは「ホスピタルの医学」以来の方向性である。すなわち「生きている病者を解剖して肉眼で観察したらえられるであろう像を、そうしないでもえるために、肉眼での像にできるだけ近い像をもたらすような器具・機械の開発という方向への発展」（黒田 2005: 150）がめざされてきた。「ホスピタルの医学」以前からある聴診器に加えて、X線、超音波、磁気を利用した撮影技術などが、こうした方向性に沿って発展してきたのである。

もう一つは「ラボラトリーの医学」以来の方向性である。この方向性に沿って「肉眼では観察できない、よりミクロの「身体」の構造と機能の観察」のための、「顕微鏡、生化学的検査、電子顕微鏡など」（黒田 2005: 150）の観察技術と、これらを利用した予防・治療技術が、研究・開発されてきた。いわゆる「細菌学説」、すなわち微生物（細菌、ウィルスなど）が体内に侵入し、増殖することで病気を生じさせるという理論仮説に基づく治療・予防技術の開発があげられる。例えば、外科手術における消毒と無菌法、ワクチン、すなわち微生物に対する抗体を活性化させる物質を使って病気を予防する技術（ただし種痘のように細菌学説以前から存在していたものもある）、広義の抗生物質、すなわち身体内の特定の微生物に対して選択的に毒性を発揮する物質を使って病気を治療する技術である。細菌学説を離れるなら、抗がん剤、あるいは精神疾患の治療に用いられる向精神薬も、ミクロな生化学的プロセスへの介入を意図した治療技術である。分子生物学的な探求、例えば分子レベルで遺伝の仕組みを解明し、診療技術の研究・開発に役立てるというアプローチも、この方向の探求として位置付けられるだろう（個々の医学知識・技術の歴史に関しては、Bynum and Bynum eds. 2011＝2012が優れており、本章も参照している）。

加えて、「ホスピタルの医学」において導入された統計学的アプローチ（Jewson [1976]2009: 625）の発展も指摘できる。近年では、統計学と発展の著しい電子計算技術（特に高性能かつ安価なコンピュータ）を組み合わせることで、かつてとは比べられないほど大量のデータを処理することが可能になった。このことも一因となって、統計学的アプローチは、現在、医学研究の重要な一角を占めている。例えばＲＣＴ（randomized controlled trial. ランダム化比較試験）すなわち「実験対象となる治療を施されるグループと、比較対照となる治療法を施される、あるいは、まったく治療を施されないグループに、被験者を無作為に割り付け、その結果の各群の平均の差が、確率を基準として、意義のある差かどうかを判定することで、特定の治療法の効果の有無を判定すること」は、ワクチンなどの予防法や抗生物質などの治療法の有効性や安全性を評価する有力な方法とされている。これは推測統計学を応用している。また近年注目を集めているＥＢＭ（evidence basedled medicine）は、ＲＣＴを「最良の効果判定法とし、その他の方法は、ＲＣＴとみなしうるには満たさなければならない条件をどの程度満たしているかで、順位づけをし、治療に際して、その段階で得られる最良の効果判定法による臨床試験結果に従って治療法を選択して行うこと」である。ここでも推測統計学に基づく知見が重視されている（黒田 2010: 6–7）。

「ラボラトリーの医学」の成立以後の展開（２）――パトロネージのバリエーション

「ラボラトリーの医学」の成立以後の、医学研究のパトロネージを検討する。国家が大学などのラボラトリーにおける医学研究をサポートするという構図は、「ラボラトリーの医学」の時代から今日まで「列強」や「先進国」で広く見られる。しかし「ラボラトリーの医学」の成立以後の展開を検討すると、国家が医学研究の唯一のパトロンではないし、国家の関心もまた自国の威信にだけ向けられてきたわけではない。したがって科学者のコミュニティの関心だけが、医学研究を方向付けてきたわけではない。

国家以外の医学研究のパトロンとしては、製薬企業があげられる。古くは二〇世紀前半のドイツで開発されたサルバルサン（梅毒の治療薬として知られる）、ナルファ剤（連鎖球菌などに効果のあるとされる抗菌剤）は、主として製薬会社のパトロネージの下に開発された薬剤である（Hager 2006＝2013）。製薬企業は、医薬品を開発し、それを製造・販売することで利益をあげなければならない。さもなければ市場から淘汰されるだろう。製薬企業による医学研究へのパトロネージは、自社製品の開発という観点から行われる。医学研究へのサポートは未来における利益を得るための「投資」なのである。したがって製薬企業によるパトロネージは、科学者のコミュニティの関心というより、利益を見込める商品（＝医薬品）の開発への関心により方向付けられることになる。

国家もまた、自国の威信を高めることだけを期待して医学研究を支援するわけではない。現在、少なくない「国民国家（nation state）」、すなわち自分たちを同じ「想像の共同体」（Anderson 1983＝1987）の成員として認識している人々を主な成員とする国家は、国民に「「対外的」な安全」と「「対内的」な安全」を約束することで、自らの支配の正当性を確保している。「「対外的」な安全」とは「他国の軍事力によって国境ないし領土が脅威にさらされていない状態」であり、「「対内的」な安全」とは「「国民」の生活が脅威にさらされていない状態」である。逆にいえば国民にこれらの安全を約束できなければ、国家の支配の正当性は危うくなる。したがって国家（の運営者）は、国家の存続をめざす限り、対外的・対内的安全の確保に配慮せざるを得ない（内海 2007: 262-264）。

国家の安全に対する関心は、医学研究に対するパトロネージを促進させる。対外的安全を確保する手段の一つは軍備である。軍事上の目的に貢献することを期待してのパトロネージが行われることがある。例えば米国では、第二次大戦下の一九四一年から一九四五年にかけて、国家のパトロネージの下、それまでに比べてはるかに大規模で組織化された医学研究が行われるようになった。これは、兵士の健康確保に対する関心に促されたものである（Rothman 1991＝2000: 50）。パトロネージの拡大は戦後も続いたが、そこでも医学研究は「軍事上の保険」として意味付けられていた（Rothman 1991＝2000：78）。

対内的安全に対する関心もまた、国家の医学研究に対するパトロネージを促す。この場合、病気は国民に対する脅威として意味付けられる。例えば第二次大戦後の米国における医学研究へのパトロネージの継続・拡大は、病気という米国民の生活に対する脅威への対処という意味もあった。「戦中から戦後にかけてのアメリカの科学政策を決定づけた人物」（上山 2010：167）の一人とされるV・ブッシュは、「疾病に対する戦争（war against disease）」のために医学研究へのパトロネージが必要であることを強く訴えた（Bush 1945）。「戦争」という軍事的なメタファーが使われているが、ここで彼が想定していたのは、軍事上の脅威としての病気というより、病気が直接国民生活にもたらす脅威である。

国家の安全に対する関心に基づくパトロネージでは、対内的・対外的安全に対する脅威と見なされた病気の研究が重視される。このことは、医学研究におけるテーマの選択にも影響を与えてきた。例えば第二次大戦中の米国では「米軍兵士が直面し、戦闘効率を損なう危険」があると見なされた病気（例えば赤痢、インフルエンザ、マラリア、淋病）の研究が重点的にサポートされた（Rothman 1991＝2000：50）。また対内的安全に対する関心に基づくパトロネージの例としては、一九七一年のニクソン大統領の「がんとの戦争（war against cancer）」宣言で知られる「国家がん対策法」に基づく医学研究のサポートがあげられよう。

国家の医学研究に対するパトロネージは、自国の産業の振興という観点から価値付けられることもある。米国で一九八〇年に施行された、いわゆるバイ・ドール法を例にとろう。これは「アメリカの技術的優位と、国際競争力を回復すべく」行われた「大学研究への資金的な提供が、新たな産業と新たな雇用の創出」をめざすプロパテント政策の一環として施行されたものである。同法は「政府の補助金でなされた研究が特許に結びついた場合、その特許権は、資金の提供者である政府に帰属すると定められていた」状況に変えて、「大学が特許の排他的な権限を有する」こと、そして大学が企業などの他の機関に、学内の研究成果にライセンスを付与することを認めたのである（上山 2010：250）。同法は、国家のパトロネージの下に研究・開発した知識・技術を、自国の産業が利用することを促し、このことで製薬産業は大きな恩恵を受けたといわれる（Angell 2004＝2005：75–86）。ここに見られるのは、国家が医学研究をサポートし、その成果でその国の産業が潤うという構図であり、こうした構図を意識したパトロネージである。

現在、医学研究を支えているのは、自国の威信、対内的・対外的安全、産業振興への関心に基づく国家のパトロネージと、新しい医薬品が生みだす利益を期待して行われる製薬企業のパトロネージである。これらが組み合わされて、医学研究を支え、その方向性を左右している。こうしたパトロネージの布置は、医学研究に偏りをもたらす。大規模かつ組織的に研究される病気がある一方で、あまり研究されないまま放置される病気があるという偏りである。ある国家で大きな脅威と見なされる病気と相対的にそのようには見なされない病気があること、医学研究の成果が振興につながるような産業がすべての国家にあるわけではないこと、すべての国家が医学研究に対する大々的なパトロネージを行えるわけではなく、そうしたことが可能なのは「大国」または「先進国」と呼ばれている国家に限られていることは、次のような帰結をもたらすだろう。医学研究のパトロネージを行っている（または行える）国家で主要な脅威と見なされておらず、製薬企業も関心を持たない（すなわち仮に医薬品を開発・製造・販売したとしても利益が見込めない）病気の予防・治療技術の研究・開発に対するパトロネージは相対的に少なくなる。したがって、貧しい国々の貧しい人々が苦しめられている病気の研究に対するパトロネージは、豊かな国々の豊かな人々が苦しめられている病気の研究に対するパトロネージより少なくなるだろう。例えば「熱帯病（tropical diseases）」の予防薬・治療薬の研究・開発が相対的に少ないのは（World Health Organization 2006: 3）、他にも要因はあるとしても、こうした事情が反映していると考えられる。

抗生物質の神話

一九世紀半ばの「ラボラトリーの医学」では、治療技術の有効性に関して悲観的または「虚無的」な評価がなされていた。当時の「科学的分析は、ほどなく伝統的治療法の無効を宣告し、これを排除したが、その代わりとなる治療法を提供しなかった」からである（Jewson [1976]2009: 624–625）。

二〇世紀の前半、広義の抗生物質（つまり体内で選択的に毒性を発揮する抗菌剤）の開発・実用化が始まると、医学知識・技術の有効性に対する評価も高まる。サルバルサン、サルファ剤、ペニシリンなどの抗生物質が研究・開発され、有効性を示す印象的なエピソードとともに普及していく。例えば一九三六年にサルファ剤が米国のF・ルーズベルトの息子を連鎖球菌の感染から救ったというエピソード（Hager 2006＝2013: 215–222）や、一九四三年にペニシリンがW・チャーチルの肺炎を治療した（ただし事実は異なり、サルファ剤が使われた）というエピソード（佐藤 2001: 86–87）は有名である。

「抗生物質の神話」すなわち「抗生物質は多くの感染症を撲滅した」（佐藤 2001: 83）というストーリーは、こうして浸透していった。これが「神話」なのは、このストーリーの内容は、必ずしも科学的に実証されたものではないからである。抗生物質の普及と並行して、感染症による人口当たりの死亡率が減少してきたことは事実である。しかしそれは、「生活の近代化」すなわち栄養状態の改善、識字率の向上、近代的上下水道の普及、食品衛生学と食品管理システムの普及、住宅環境の改善、労働環境の改善によるところが大きい（細菌自体の変化も関連しているといわれる）。たしかに「「感染症と診断される→抗生物質を投与される→回復する」という現象」を「多くの医療者と患者・家族が経験している」。しかしこれは「生活の近代化」を可能にした「近代」が「抗生物質の演技（活躍）できる場を準備した」からであるとも考えられる。実際、「「生活の近代化」が伴わない「第三世界」に、抗生物質治療を導入しても、……感染症死亡が「いまだに」死亡原因の上位であり続けている」。このように「抗生物質の神話」には、抗生物質の有効性に対する過大評価が含まれている（佐藤 2001: 100-109）。

「抗生物質の神話」は、二〇世紀半ばに始まる医学研究・技術のパトロネージの拡大を支えていたと推測される。この「神話」に含まれる、抗生物質の有効性に対する高い（または過大）評価は、未知の、そして研究・開発することで得られるはずの抗生物質またはそれ以外の医学知識・技術の有効性に対する期待に転化したであろう。米国などの国家は、自国の対外的・対内的脅威に対処する手段として医学研究に対するパトロネージを拡大したが、こうした拡大は開発される（であろう）知識・技術の有効性に対する期待抜きにはあり得ない。一九世紀半ばの「ラボラトリーの医学」のパトロンとなった国家とは異なり、これらの国家は、科学的発見（必ずしも有効な予防法・治療法の発見でなくても良い）のもたらす名声というより、技術開発のもたらす果実を望んでいたからである。

人体実験をめぐるジレンマ

「ラボラトリーの医学」以後の医学研究は、実験という方法抜きには難しい。一八六五年に公刊されたC・ベルナールの『実験医学序説』（医学の古典的著作と評価されている）によると、「実験」とは「探求者により意図的に変化させられた現象（d'un phénomène modifie）の探求」（Bernard［1865］1984 = 1970:

35）である。近代的な医学研究は、モノや人以外の生物だけではなく、生きている人も対象とする実験（以下「人体実験」）を、その方法としてきたのである。

人体実験は、一九世紀中に「ラボラトリーの医学」のコスモロジーと結びつき、医学研究に組み込まれた。人の身体内部のミクロなプロセスを知るためには、単なる観察に基づく推論では不十分であり、実際にそのプロセスに介入し、その結果生じる現象を観察しなければならない。こうした前提に医学研究は立脚するようになったのである。その結果、例えば次のような手法が普及していく。特定の物質の推論された効果を検証するために、実際にその物質を人に投与し、予測された結果がもたらされるか否か、また予期されないどのような結果が伴うのか調べるという手法である。こうした手法の延長上に、現在、医薬品の有効性・安全性の評価に用いられているＲＣＴも位置付けられるだろう。二〇世紀半ばになると、米国における医学研究へのパトロネージの増大を契機として、大規模で組織化されたものが増加し（Rothman 1991＝2000：48）、現在に至る。

人体実験は、国民国家にジレンマを課す。国民国家は、国民に安全を保証することで、その正当性を確保している。ここに医学研究における人体実験をめぐり二つの認識が成立し、そこには二つの完全には両立しない政策に対する要請が含まれる。米国を例に論じたい。

人体実験により医薬品などの医療技術の有効性・安全性を評価することが、その使用対象者となる国民の安全を守るために必要であるという認識がある。こうした認識に基づいて、米国内の医薬品の流通・販売を管理するＦＤＡ（Food and Drug Administration，食品医薬品局）は、現在、新薬の販売に際して、その有効性と安全性を評価するための三相からなる「臨床試験」をクリアすることを条件として課している。三相の臨床試験とは次のようなものである。「第Ⅰ相は安全な用量を確立したり、代謝や副作用を検討したりするために、少人数の健常ボランティアに対して薬を投与するものである（ただし、抗がん剤やAIDS治療薬では、健常ボランティアではなく、その病気にかかっている人で第I相臨床試験を行う）。その薬が有望そうであれば、その病気や症状を持つ患者数百人で第II相試験を行う。この際にさまざまな用量で薬を投与し、通常はその薬を投与しない群と効果を比較する。ここまでの段階で問題がなければ、第III相臨床試験を行う。第III相試験ではより多数の患者でその薬の安全性と有効性について評価する」(Angell 2004＝2005：42)。米国の政策は、人体実験を通じて、一定の安全性と有効性を確かめた医薬品しか販売させないというものである。開発されたばかりの医薬品は、病気に対して無力かもしれないし、それ自体人体に害を与えるかもしれない。臨床試験を省き、医薬品の流通・販売を放任することは、国民の安全を確保するという国家の責務の放棄であるという認識が、この政策を支えている。

他方、人体実験は、そのプロセスにおいて被験者を危険に晒すため、被験者となる国民の安全を脅かすという認識がある。こうした認識に基づくなら、国家は、被験者＝国民を保護する政策をとらなければならない。米国において、政策的に被験者を保護することの必要性を認める見解が政治的に有力になったのは、一九六〇年代の後半以後である。そのきっかけの一つが、一九六六年のH・ビーチャーの論文「倫理と臨床研究」(Beecher 1966) の公表である。彼はこの論文で、被験者の同意も得ないまま、被験者を危険に晒す研究が行われていること、そうした研究は決して例外的なものではないことを指摘した。ビーチャーの主張は、マスメディアにも取り上げられ、医学研究のスキャンダルとして注目を集めた。このことが一因となり、米国ではIRB（institutional review board, 施設内倫理委員会）の設置や被験者からのインフォームド・コンセントの取得の義務付けなどの被験者保護政策が整備されていった。

自国内で人体実験を伴う医学研究が行われることを許可する限り、またそうした医学研究のパトロネージを行う限り、国民国家は、医学研究とそれに伴う人体実験が国民の安全を確保するための手段であるとともに、それ自体が脅威であるというジレンマにつきまとわれる。どのような被験者保護の政策を採用したとしても、人体実験が行われる限り、被験者に対する危険は０にはならない。こうしたジレンマは、国民の安全確保を重んじる国民国家の原理と、人体実験がなければ確かめられない事実があるとする一九世紀以来の医学研究の方法論的前提に由来するものであり、どちらかが変わるか、人体実験を伴う医学研究を停止しない限り、解消することはないだろう。

３　医学知識・技術の現状と社会学の課題

現代医療は、グローバルに展開する道徳事業、すなわち病気という望ましからざるものを発見し、それをあるべきものへと正す営みである。この道徳事業を方向付ける、すなわち何が病気という正されるべきものなのか、それはどのように正されるべきかを左右する要因の一つが、医学知識・技術、とりわけそこに含まれている病気のカテゴリー、治療や予防の方法である。そして医学知識・技術の研究・開発を方向付けている要因の一つが、医学研究に対する諸々のパトロネージである。国家や製薬企業の関心が、どのような病気のどのような予防法・治療法を探求するのかを左右するのである。パトロネージと医学研究の関係にしても、医学知識・技術と医療の関係にしても、あくまで前者が後者を「左右する」のであって決定するものではないことには注意が必要である。

本章で提示してきたこの構図それ自体は、近未来において大きく変更されることは、おそらくないだろう。しかしこのことは医療という営みに変化が見られないことを意味しない。医学知識・技術の研究・開発・応用をめぐる、様々な変化が生じていると考えられる。そしてこうした変化を把握することも社会学の主題である。

では、どのように変化を認識するのか。ここでは黒田浩一郎のいう「先端医療」（黒田 2010）をキーワードに、医学知識・技術に関する社会学の課題を提示したい。

一般に「先端医療」といわれるのは、「医療の特定の領域で、特定の時期に、開発中あるいは開発に成功したばかりの医療技術」である。しかしここで取り上げたい「先端性」は、制度的ないし社会的と形容できる先端性である。すなわち「今日の先進社会を成り立たせている基本的な前提の変更を必要とするような医療」または「近代西洋医学・医療の基本的な原理や構造の変容を含むと考えられる医療」または「めざすような医療」が、ここでいう「先端医療」である（黒田 2010: 1-2）。

どのような医学知識・技術に、この意味での先端性があるのか。例えばＥＢＭと診療ガイドラインは、先端性を持ち得る医学知識・技術である。ＥＢＭは、推測統計学を応用した効果判定に基づく医療を推進するものである。診療ガイドラインは「個々の疾患ごとに関連学会がＥＢＭに基づく治療法を治療法のパッケージとしてまとめて文書化したものである」（黒田 2010: 7）。仮にＥＢＭと診療ガイドラインがある程度の拘束力を持って制度化されたならば、現行の診療方法、すなわち「眼前の臨床状況と過去の臨床経験に照らし合わせる」ことで「科学的根拠」を評価して（Bosk［1979］2003: 87）諸々の判断を下すという方法は変わらざるを得ないであろう。ＥＢＭと診療ガイドラインの制度化は、臨床経験に基づく「科学的根拠」の評価に依拠することではなく、統計的に判定された有効性の予測、または診療ガイドラインに忠実であることを医師に求めるからである。

遺伝子検査にも先端性がある。診療への遺伝子検査の導入によって「ほとんど治療法のない疾患の可能性についての遺伝情報が、出生前診断・発症前診断で予知されるものとなり、ヒトまたは胚・胎児の将来の発病の可能性（リスク）自体が疾患のような「実体」とみなされるようになった」。そして「遺伝情報は、当人だけでなくその血縁者についての情報をもたらすため、本人だけでなく家族や親類をも巻き込む医療情報」になった（村岡 2010: 98）。従来の診断があくまで患者個人の心身の状態を同定するものであるのに対して、遺伝子検査に基づく診断は患者だけではなく患者の家族の心身の状態まで同定してしまう。患者の診断結果を告げることが、同時に患者家族の診断を告げることになるケースもある。ここに遺伝子検査の「新しさ」、つまり先端性がある。

臓器移植（の一部）にも先端性がある。心停止後に摘出したのでは損傷が激しく移植用臓器としての価値が著しく下がるが、心臓が動いている人から摘出すると、摘出された人の生命が脅かされる臓器（例えば心臓それ自体）がある。移植後のことだけを考えるならば、こうした臓器は心停止以前に摘出し移植することが望ましい。しかしこれを実行することは、心停止が死の要件である限り、難しい。この状況は、歴史的には次のように解消された。すなわち脳死という心停止以前の死が制度化されることで、はじめて心停止以前の身体からの移植用臓器の摘出が行われるようになった。脳死患者からの臓器移植（技術）は、生死の境界または基準という「先進社会を成り立たせている基本的な前提の変更」を伴うという意味で先端医療（技術）である（工藤 2010: 43）。

先端性を帯びた医学知識・技術は、右記以外にもあるだろう。とするなら医学知識・技術に関する社会学の課題の一つは、次のように定式化されよう。先端性を帯びていると考えられる知識・技術を探し、それが現代医療の構造、または現代社会の前提のどのような部分をどのように変えようとしているのか、またその要因は何かを明らかにすることである。

（注）本章での引用では、邦訳があるものに関しては訳を参考にしたが、改訳した部分もある。

参考文献

Anderson, B. 1983 *Imagined Communities: Reflections on the Origin and Spread of Nationalism*, Verso（＝1987『想像の共同体――ナショナリズムの起源と流行』白石隆・白石さや訳、リブロポート）

Angell, M. 2004 *The Truth about the Drug Companies: How They Deceive Us and What to Do about It*, Random House（＝2005『ビッグ・ファーマ――製薬会社の真実』栗原千絵子・斉尾武郎共監訳、篠原出版新社）

Beecher, H. 1966 "Ethics and Clinical Research", *The New England Journal of Medicine*, 274(24): 1354-1360

Bernard, C. [1865]1984 *Introduction à l'étude de la médecine expérimentale*, Flammarion（＝1970『実験医学序説』三浦岱栄訳、岩波書店）

Bosk, C. [1979]2003 *Forgive and Remember: Managing Medical Failure*, second edition, University of Chicago Press

Bush, V. 1945 *Science The Endless Frontier: A Report to the President*, United States Government Printing Office（http://www.nsf.gov/od/lpa/nsf50/vbush1945.htm, 2014. 5. 5 閲覧）

Bynum, W. and Bynum, H. eds. 2011 *Great Discoveries in Medicine*, Thames & Hudson（＝2012『Medicine ――医学を変えた70の発見』鈴木晃仁・鈴木実佳訳、医学書院）

Conrad, P. 2005 "The Shifting Engines of Medicalization", *Journal of Health and Social Behavior*, 46(1): 3-14（＝2006 進藤雄三・松本訓枝訳「医療化の推進力の変容」森田洋司・進藤雄三編『医療化のポリティクス――近代医療の地平を問う』学文社、pp. 3-27）

Conrad, P. and Schneider, J. W. [1980]1992 *Deviance and Medicalization: From Badness to Sickness*, expanded edition, Temple University Press（＝2003『逸脱と医療化——悪から病いへ』進藤雄三監訳、ミネルヴァ書房）

Freidson, E. [1970]1988 *Profession of Medicine: A Study of the Sociology of Applied Knowledge* (*with a new Afterword*), University of Chicago Press

Freidson, E. 2001 *Professionalism: The Third Logic*, University of Chicago Press

Good, B. 1994 *Medicine, Rationality, and Experience: An Anthropological Perspective*, Cambridge University Press（＝2001『医療・合理性・経験——バイロン・グッドの医療人類学講義』江口重幸・五木田紳・下地明友・大月康義・三脇康生訳、誠信書房）

Hager, T. 2006 *The Demon Under the Microscope: From Battlefield Hospitals to Nazi Labs, One Doctor's Heroic Search for the World's First Miracle Drug*, Broadway Books（＝2013『サルファ剤、忘れられた奇跡——世界を変えたナチスの薬と医師ゲルハルト・ドーマクの物語』小林力訳、中央公論新社）

Jewson, N. [1976]2009 "The Disappearance of the Sick-Man from Medical Cosmology, 1770–1870", *International Journal of Epidemiology*, 38: 622–633

工藤直志 2010「脳死と臓器移植」佐藤純一・土屋貴志・黒田浩一郎編『先端医療の社会学』世界思想社、pp. 19–44

黒田浩一郎 2005「病／医療と社会理論」宝月誠・進藤雄三編『社会的コントロールの現在——新たな社会的世界の構築をめざして』世界思想社、pp. 139–156

黒田浩一郎 2010「先端医療、先端性、社会学」佐藤純一・土屋貴志・黒田浩一郎編『先端医療の社会学』世界思想社、pp. 1–18

村岡潔 2010「新遺伝学」佐藤純一・土屋貴志・黒田浩一郎編『先端医療の社会学』世界思想社、pp. 73–

102
Parsons, T. 1951 *The Social System,* Free Press（＝1974『現代社会学大系14　社会体系論』佐藤勉訳，青木書店）
Rothman, D. 1991 *Strangers at the Bedside: A History of How Law and Bioethics Transformed Medical Decision Making,* Basic Books（＝2000『医療倫理の夜明け――臓器移植・延命治療・死ぬ権利をめぐって』酒井忠昭監訳，晶文社）
佐藤純一 2001「抗生物質という神話」黒田浩一郎編『医療社会学のフロンティア――現代医療と社会』世界思想社，pp. 82-110
佐藤純一 2010「生物医学」中川輝彦・黒田浩一郎編著『よくわかる医療社会学』ミネルヴァ書房，pp. 56-59
佐藤純一・土屋貴志・黒田浩一郎編 2010『先端医療の社会学』世界思想社
手嶋豊 2011『医事法入門〔第3版〕』有斐閣
上山隆大 2010『アカデミック・キャピタリズムを超えて――アメリカの大学と科学研究の現在』NTT出版
内海博文 2007「グローバリゼーションと人間の安全保障の興隆」友枝敏雄・厚東洋輔編『社会学のアリーナへ――21世紀社会を読み解く』東信堂，pp. 261-290
World Health Organization 2006 *Neglected Tropical Diseases, Hidden Successes, Emerging Opportunities*（http://whqlibdoc.who.int/hq/2006/WHO_CDS_NTD_2006.2_eng.pdf, 2014. 5. 2 閲覧）

第2章　医　師

中川輝彦

1　近代医療における医師

医療には、患者の生（＝生命・生活・人生）が賭けられている。治療は、患者の心身の望ましい変化を促す、または望ましくない変化を抑えることを意図して行われる。しかしあらゆる人間の行為がそうであるように、医療においても、意図した結果が得られないことや、意図しない望ましくない結果、つまり失敗が生じることがある。実際、外科手術が原因で亡くなる人もいる。このような失敗の可能性を完全になくすことは、おそらく不可能である。人間の体または心の仕組みはあまりに複雑であり、人間の知は不完全である。医療は、T・パーソンズのいう「不確実性（uncertainty）」から逃れられない（Parsons 1951＝1974：449）。その意味で医療は賭けである。

誰が、この賭けを行うのか。患者は自らの生を賭けるが、その賭けを代行する（＝治療をする）のは医師である。近代医療は、そのように制度化されている。E・ヒューズの表現を借りるなら、医師には、他者の身体に「メスを入れ、投薬する（cut and dose）」という「免許と権限（licence and mandate）」（Hughes 1958: 82）が与えられている。医師だけが、医療の名において他者を危険に晒すことが許されているのである。看護師などの医療スタッフの一部は治療に部分的に関与できるが、そのときは医師の指示に従わなければならない。医師には、そうした権限がある。

医師の「免許と権限」は、自らの判断に基づいて治療を進める「免許と権限」を含む。なるほど治療を始めるには、原則として患者の同意が必要である。インフォームド・コンセントやインフォームド・チョイスが制度化されている場合、患者は、医師の提案する治療の大まかな方針について説明を受けた上で、それを受け入れるか否か、複数提案がある場合はどの提案を受け入れるのかを選べる。しかし治療の方針を考えるのは、医師である。R・ヴィーチが強調するように、そうした提案には提案者である医師の意向が濃厚に反映されている（Veatch 1995: 10-11）。また患者が選べるのは、あくまで大まかな治療の方針であり、どのような処置をどのように行うのかを事細かに選べるわけではない。例えば手術では、刻一刻と変わる患者の状態に応じて何が必要な処置なのかを判断しなければならないが、そうした判断は医師が行う。そこに患者の意思または判断が介在する余地はほとんどない。医師には、臨床において、こうした意思決定をする「免許と権限」、つまり裁量がある。

医師は、臨床上の「免許と権限」をどのように行使しているのか。この問いに答えることを通じて医師の営みを描くことが、本章の課題である。まず近代医療について（1節）、次に現代日本の医療について（2節）、この問いを考える。その上で医師の現状と社会学的研究の課題を示す（3節）。

制度としての医師

医師の「免許と権限」はどのように制度化されているのか。

近代医療の根底には、ディシプリン（＝学問領域）として制度化されている医学を構成している知（＝医学知識・技術）の優位という見解がある。なるほど医学の知は、不完全である。治療や予防のできない病気や発病の仕組みがよくわからない病気もある。しかし健康と病気に関わる人間の心と体の仕組みについて、医学以上に優れている知はない。医学以外にも、健康と病気についての知と称するものはある。しかしそれらは紛い物か、あるいは知識としての正しさや技術としての有効性において劣る知にすぎないという見解である。したがって医療は、医学に基づくものでなければならない。次に論じる医師の資格制度と法制度は、こうした見解を体現している。

医師の資格制度は、医師以外の人は（近代医療の）治療者になれず、医師になるには医学の知を習得しなければならない仕組みになっている。医師の資格を取得する要件は、通常、高等教育機関（大学・大学院）に制度化されている医師の養成課程を修了することである（さらに試験などが課せられることもある）。この課程で医師の卵は、医学知識・技術に基づいて状況を認識し、振る舞うよう徹底的に訓育される（Good 1994＝2001: 121-143）。そこでは医学以外の健康と病気に関する知は何であれ、排除されるべきもの、あるいはせいぜい二義的なものでしかない。

医事紛争をめぐる法制度もまた、医学の優位を前提としている。医療過誤訴訟を考えよう。治療の結果が思わしくなかったことそれ自体は、医師の非を意味するものではない。悪意や過失、すなわち払うべき注意を払っていなかったことが望ましくない結果をもたらしたことが認められて初めて、医師に非があることになる。そうした不注意には、正当な理由なく治療内容が同時代の医学知識・技術に著しく反していること（例えば医学に照らせば当然行うべき処置をしていないこと）も含まれる（手嶋 2011: 186–190）。両制度とも、医学に「精通し、それに基づくテクニックを習得し、使用すること」を医師の責務として制度化する（Parsons 1951 = 1974: 442）一方で、治療における医師の裁量を伴う「免許と権限」の確立に貢献する。

医師の資格制度は、医師以外の治療者が、医学を修得しなければ適切に扱えないとされる医学の技術的成果を扱うことを禁じる。この禁止の作用について、E・フリードソンは次のように述べる。医学の技術（例えば外科手術を受けること、医師だけが処方できる医薬品を使うこと）を必要としている患者は、医師を治療者としなければならない。この仕組みにより、医師は、治療者の（労働）市場において非医師の治療者との競合から守られる。医師以外の治療者は、少なくとも医学の技術を「売り」にできないという大きなハンディキャップを負う。医師の需要に対して供給が少ない場合、医師は他の医師との競合からも守られる。相対的に供給が少なければ少ないほど、各医師は希望する職に就ける可能性が高まる。このような競合からの保護は、患者や雇用者の医師に対する干渉からの保護としても機能する。こうした保護がある場合、医師は、自らの意に沿わない患者を断り、条件の悪い職場から去ることが容易である。仮にあるクライアント（＝患者または雇用主）を失っても、別のクライアントを比較的容易に見つけられるからである（Freidson 1970 = 1992: 106–114）。

医事紛争をめぐる法制度もまた、治療における医師の裁量を伴う「免許と権限」を支える。仮に過失がなくても、結果が悪ければ医師に非があるということになれば、医師は自らの判断で治療を進められないだろう。しかし実際の法制度は、過失（や悪意など）がなければ、医師の非を問えないものになっている。その意味で法制度は、医療の不確実性を制度化しているといえる。加えて医学知識・技術に著しく反した処置は過失認定の可能性を高めるが、通常、医学の知は治療者のなすべき処置を一義的に定めるわけではない。というのも医学の知の大半は「理論と抽象概念で組織されている」(Freidson 2001: 33) が、実際の治療は個別・具体的な状況で行われる。医学の知と臨床状況にはギャップがあるため、医学的に正当化できる処置には幅がある。ここに臨床における医師の裁量が成立する。

医師の規範

このように制度化された「免許と権限」を、医師はどのように行使しているのか。医師の共有している「規範」(Freidson [1970]1988: 158-161) に注目して、この問いを考えたい。

ヒューズに倣い「同じ仕事上のリスクに晒されている人々」は、そのリスクに対処するための「集合的原理 (collective rationale) を創りあげる」(Hughes 1958: 90) と仮定する。このように仮定すると、医師の規範 (の一部) は、そうした集合的原理の一部、すなわち医師の共有する「仕事上のリスク」に対する何らかの集合的解決として位置付けられる。

医師の共有する「仕事上のリスク」には、医療に付きまとう不確実性に由来する「失敗のリスク」がある。医療には患者の生が賭けられているが、治療の結果、それが損なわれたり、失われたりすれば、患者やその関係者の怒りは、治療者である医師に向けられるであろう。患者を治療する医師は、常に「失敗のリスク」とそこから派生する「コンフリクトのリスク」に晒されている (Hughes 1958: 91-93)。たしかに医事紛争をめぐる法制度は、医師を保護している。原則として過失が認められない限り、失敗が生じても医師の責任が問われることはない。しかしこうした制度的保護は完全ではない。医師に過失があるとされることもあるし、そもそもコンフリクトの発生自体を防止するものではない。そしてコンフリクト自体が、医師の心理的・経済的負担となるのである。

医師は「コンフリクトのリスク」を含む「失敗のリスク」に、どのような集合的解決を与えており、そこにはどのような規範が伴うのか。二点指摘できる。

第一に医師たちは、自分たちの仕事に関して「ミスを定義する権利、ならびに個々のケースにおけるミスの有無を判定する権利を確保する」（Hughes 1958: 93）ことで「失敗のリスク」を縮減しようとする。この行動原理は、医師の仕事の評価から医師以外の人々を排除する。こうした排除により、医療の「技術的な不確定性（technical contingency）」（Hughes 1958: 94）を十分に把握していない（と医師たちは考えている）部外者が、医師の仕事を評価し、不当にその非を追及することを防げる。したがって「コンフリクトのリスク」も小さくなると医師たちは考えている。

この行動原理には「同僚のミスについて沈黙すること」（Hughes 1958: 94）を求める規範が伴う。他の医師の非を公然と追及することは、部外者が付け入る隙を作りかねないから、それは許されないというわけである。この沈黙の掟は、部外者がいない医師同士の相互作用にも浸透しており、特に公式のコミュニケーションはそうである。米国のある病院での死亡症例検討会を観察したM・ミルマンは、互いに非を追及しないという「紳士協定」が見られると報告している。必ずしも症例を担当した医師に非がないと心底信じているわけではなく（実際、治療者の非をほのめかすかげぐちは囁かれる）、あくまで「紳士協定」に従って沈黙を守っているのである（Millman 1977: 98）。米国の別の病院を調査したC・ボスクも、死亡症例検討会が治療者の判断の正当性が確認される儀礼の場となっていることを指摘している（Bosk [1979]2003: 127-146）。

医師たちは、互いに「適切と考えるように仕事を組織化する権利がある」（Bosk [1979]2003: 185）かのように振る舞う。例外は一人前と見なされていない医師に対する振る舞いである。例えば教育病院における研修医は半人前と見なされている。ボスクは、指導医は、自らが指導している研修医をあたかも自身の「付属品」であるかのように扱っていることを報告している（Bosk [1979]2003: 183-186）。

第二に医師たちは、仕事を評価する際、結果だけではなくプロセスを考慮に入れることで「失敗のリスク」を縮減しようとする。「多くの職業の実践家は、あるケースまたはタスクの結果の良否だけで、良き仕事や、ミスまたは失敗の概念を定義することはしない」（Hughes 1958: 97）が、医師もまた例外ではない。医師たちは、結果だけではなく、プロセスに注目することで、医療に付きまとう不確実性に仕事の評価が左右されることを防いでいる。例えば前述の死亡症例検討会は、患者の死亡という「結果の良否」だけを見るなら否定的に評価される症例を、プロセスを評価することで、治療者の技術的・道徳的卓越性が示されている症例へと変える（Bosk [1979]2003: 127-146）。

医師の仕事の評価原理は、自らの患者のために「人事を尽くすこと（doing everything possible）」（Bosk [1979]2003: 170）を要求する規範を医師に課す。医師たちの奉じる、治療のプロセス（＝仕事）の評価基準が「人事を尽く」したか否かなのである。「人事を尽くすこと」を怠った医師は、ボスクによると「道徳的な誤り（moral error）」（Bosk [1979]2003: 168）を犯したと見なされ、医師の資質すら疑われることになる。教育病院では、道徳的な誤りを犯した研修医には厳しい公式／非公式な制裁が加えられる。その病院におけるキャリアを断たれることもある（Bosk [1979]2003: 51-61, 159-164）。ただし一人前と見なされている医師に対しては、心情的にはともかく、実際にはそれほど厳しい制裁は科されない。通常は「忠告」や「ボイコット」（一緒に仕事をすることや患者を紹介することの拒否）という非公式な制裁が加えられるに留まる（Freidson [1970]1988: 183）。前述の「紳士協定」が共有されているからである。

医療過誤訴訟において過失は、当然払うべき注意を払わなかったことを意味する。その意味で医師にある水準の努力を求める規範は、法的に制度化されている。しかし「人事を尽くすこと」を要求する規範は、医師のメンタリティに根差しており、法の要求する以上に努力するよう医師を促す。例えば前述のボスクが描いたのは、そうした規範に従い、文字通り「人事を尽くすこと」に努める、あるいはそのことを強いられる医師たちの営みである（Bosk [1979]2003）。ただしこうした規範がどのくらい強く信奉されているかは、医師の世界の内部でも様々であろう（加藤 2009: 8–12）。

医師に「人事を尽くすこと」を求める規範は、個々のタスクにおける努力だけではなく、技術的向上に努めることも要求する。技術的な向上を怠ることは道徳的な誤りになる。例えば同じ失敗を繰り返す研修医は、指導医から、医師としての道徳的資質を疑われるだろう（Bosk [1979]2003: 39）。

医師の世界では「臨床経験（clinical experience）」が高い価値を帯びている。このことも「人事を尽くすこと」の要求が、技術的な含みを持つことの帰結である。多くの医師は、医学の知の一般性・抽象性と臨床状況の個別性・具体性のギャップを埋める「実践知（practical knowledge）」（Freidson 2001: 31）を臨床経験に求めている。臨床経験を積まなければ優れた臨床医になれないという認識は、医師に広く共有されている（Freidson [1970]1988: 162–168）。日本の医局制度もまた、臨床経験を配分することを通じて傘下の医師に対するコントロールを確保している（次節参照）。こうした臨床経験を積みたいという医師の欲求は、臨床経験が技術の向上に結びつくという認識と、技術向上に「人事を尽くすこと」が規範であるという認識の交差するところに成立すると考えられる。

医師の多様性

医師による臨床上の「免許と権限」の行使について考えるときは、医師の多様性に注意が必要である。というのも医師集団は、以下に述べるように多様性を生みだし、許容するように組織化されており、このことは医師による臨床上の意思決定にばらつきをもたらしているからである。ここでは二点指摘したい。

第一に医師集団は複数のセグメントに分化しており、各セグメントでは固有の規範が形成されている。R・バチャーとA・ストラウスの表現を借りるなら、医師集団は「セグメントの融合体（amalgamation of segments）」（Bucher and Strauss 1961: 331）である。一口に医師といっても、従事している仕事は様々である。診療を主な仕事とするのか、研究を主な仕事とするのか。前者（＝臨床医）に限っても、どのようなアプローチ（例えば内科か外科か）をとるのか、どのような部位を扱うのか、自ら開業するのか、雇用されるのか、雇用されるならばどのような医療施設に雇用されるのかなどのバリエーションがある。医師たちは、こうした差異を意識することがあるが、それは裏を返せば一部の医師との類似性の意識でもある。この類似性の意識は「仲間意識（brotherhood）」を生みだす契機となり、ここに医師内部に仲間意識で結ばれた一群の医師、つまり「セグメント」が成立する。各セグメントの内部では「クライアントや社会に対する固有の使命感や共通の態度」が発達する（Bucher and Strauss 1961: 333）。各セグメントは他のセグメントと異なる意識や態度を発達させるのである。

第二にセグメントの内部でも、必ずしも医師は同質ではない。前項では、①医師たちは相互に「適切と考えるように仕事を組織化する権利がある」（Bosk［1979］2003: 185）かのように振る舞うこと、また②各自の臨床経験に基づく実践知を重視していることを指摘した。②は、医師が各自で異なる実践知を形成することを促す。臨床経験は、厳密にいえば一人一人異なるからである。そして①は各自が、それぞれの実践知に基づいて診療することを許容する。

こうした医師の多様性は、治療内容に反映する。同じ患者に対して二人の医師が異なる見解を持つことは珍しくはない。実際、このことが、いわゆる「セカンド・オピニオン」の制度化、すなわち主治医以外の医師の見解を知ることのできる仕組みの構築が、一部で推進される理由である。もちろん誰が診ても同じという症例も少なくないだろう。しかし治療者によって治療方法が変わることも希ではないのである。

2　日本における医師

健康保険

日本への近代医療の導入は明治期に始まる。それから一五〇年近くたった現代日本は、かなりの程度近代医療の確立された社会と見なせるだろう。ところで近代医療と一口にいっても、各国の医療制度は大きく異なるし、制度的環境が異なれば、そこで形成される医師集団やそのセグメントの規範もまた異なったものになるだろう。

そこで以下では、現代日本の医療に固有の、より正確には、近代医療一般には見られないが日本には見られる要素に注目して、医師の臨床上の「免許と権限」への影響を検討する。そのような要素として、健康保険(＝日本の公的医療保険)といわゆる「医局」または「医局制度」をとりあげたい。

医療保険は、保険の契約者から集めた保険料を保険者が管理し、被保険者が病気や怪我で医療を利用するときに、医療や医療費（の一部）を給付する制度である。これには、私的なものもあれば、公的なもの、すなわち究極的には国家が保険者の経営に責任を負うものもある。

医療保険は、医師の「免許と権限」を支える制度の一つである。それは通常、患者の受診時の負担を減らすため、医療に対する需要を、それがないときに比べて大きくする。前節で述べたように、医師の供給に対して需要が大きければ大きいほど、医師は、患者や雇用者との関係で自らの意思を貫きやすくなる。それだけ臨床上の裁量または「免許と権限」が確固たるものになる。

他方、医療保険は給付の対象や方法によって、医師を制約する。例えば保険診療（＝保険給付の対象となる診療）を行う場合、給付対象外の処置を行いにくいといった制約である。この顕著な例としては、米国の「マネジドケア」といわれる医療保険があげられる。米国医師会は、マネジドケアは医師の裁量を過度に制約することで適切な治療を妨げていると主張し、政治的な争点と位置付けている。それほど制約が強いといわれる（天野 2006: 109–110）。

現在、日本では「健康保険」といわれる公的医療保険に、原則として国民すべてが加入することになっている。健康保険の加入者が診療を受ける場合、通常は、医療費の一部（例えば七割）が、健康保険の直接の担い手である保険者（政府管掌健康保険、組合管掌健康保険、国民健康保険、共済組合など）から医療機関に支払われる。「通常は」と書いたのは、健康保険からの支払いの対象となる保健医療サービス、医師、医療機関はあらかじめ定められており、対象外の診療、医師、医療機関には支払われないからである。医療機関が提供する保健医療サービスの価格、すなわち医療機関の受けとる「診療報酬」（「診療報酬点数表」に「診療報酬点数」として記載されている）も定められており、被保険者と保険者があらかじめ定められた割合（例えば前者が三割、後者が七割）を負担する。なお、同じ医療機関で同じ患者に保険給付を受ける保健医療サービスと受けないものを並行して提供すること、いわゆる「混合診療」は、一部の例外を除いて禁止されている。いわゆる「国民皆保険」が達成されたのは一九六一年だが、これ以後、日本で行われる診療の大半は保険診療である。

医師の臨床上の「免許と権限」に対する健康保険の影響に関しては、医療保険一般についての右の検討をふまえて二点指摘できる。第一に健康保険は、国民の大半を被保険者とすることで、患者の医療費負担を抑え、医療に対する需要を支えている。実際一九五〇年代半ばから六〇年代後半にかけて、一人の医師が扱う患者数はほぼ倍増している（甲斐 1972）。こうした医療への需要は、医師の「免許と権限」を確固たるものとするファクターである。

第二に健康保険は、給付対象となる処置や処置ごとの給付額をコントロールすることで、医師の臨床上の「免許と権限」の行使を制約する。日本の医療機関は非営利を掲げているが、経営上の配慮が不要であるわけではない。赤字が続けば、私立の医療機関であれば倒産するだろうし、公的な医療機関であれば倒産しないまでも、収支を改善するよう圧力がかかるだろう。健康保険を中心とする医療制度とそれをめぐる政治を分析した池上直己とJ・C・キャンベルは、次のように論じる。理論的には「ある診療行為の〔診療報酬〕点数がコストよりも高くて利益が出るようであれば、医療機関はその医療行為を提供する経済的インセンティブがあり、反対にコストのほうが大きければ制約されることになる」。したがって「もっと提供してほしいような診療行為の点数を高く設定し、反対に提供を抑えたいような診療行為の点数を低くすれば、各医療機関を法規制で取り締まらなくても政策目標を達成することができる」と考えられる。そしてこうした「診療報酬を介しての政策誘導」は一九八一年以降「強まっている」（池上・キャンベル 1996: 162–163、〔　〕内は引用者による補足）。

もちろん「診療報酬を介しての政策誘導」の効果は、必ずしも意図した結果をもたらすわけではない（池上・キャンベル 1996: 169）。しかし診療報酬のあり方が、医療機関で行う処置の選択に影響していることは否定できないだろう。次のような例証がある。日本では、腎透析が世界一普及しているといわれている。これは、当初、高めに診療報酬が設定されたからである（後に腎透析の普及とコストの低下に伴い、診療報酬は引き下げられてきている）。逆に米国と比べると日本では、人口あたりの全身麻酔を要する手術の件数が少なく「診療報酬以外の補助金が入る大学病院や公的病院」以外では行われることが少ない。一般に、診療報酬が低く「医療機関にとってのコストを完全に割ることになれば、サービスの提供が抑制される」が、これはその例である。また医療機関は「コストは割らないが利益幅が少ないと、薄利多売で利益を確保しようとする」が、その「代表が薬と検査」である（池上・キャンベル 1996: 163-164）。

とはいえ診療報酬のあり方が、個々の医師の意思決定にどのように作用しているのかにはわからない部分もある。診療報酬のあり方は、直接には個々の医師というより医療機関の経営に作用するが、経営上の配慮をしなければならない立場にある者と、臨床を担当する医師らがどのような相互作用を展開し、それがどのように治療内容に影響するのかは、必ずしも解明されてはいない。

医局制度と医師のキャリア

次に日本のいわゆる「医局制度」（または単に「医局」）を検討する。医局制度は、医師のキャリアへの影響を介して、臨床における意思決定（＝「免許と権限」の行使）を左右している。以下では、医局制度と医師のキャリアの関係を、主に猪飼周平の調査（猪飼 2000, 2010）に依拠して論じる。

現在、日本で医師になるためには、六年間、大学で医師を育成するための医学の専門教育を受けて卒業し、医師国家試験に合格して医師免許を取得しなければならない。さらに診療に従事するためには、二年以上の臨床研修を受けなければならない。医師の資格制度の整備が始まったのは、明治初期の日本への近代医療の導入期である。しかし大学における医学教育の修了が、実質的に医師資格取得の要件となったのは、第二次世界大戦の後、占領下の日本におけるＧＨＱ／ＳＣＡＰ（連合国最高司令官総司令部／連合軍最高司令官）の主導による医療改革を経た後である（橋本 2008）。

ＧＨＱ／ＳＣＡＰの改革直後は、大学卒業後一年間インターンとして実地で訓練を受けないと医師国家試験を受けられない仕組み（いわゆる「インターン制度」）があったが、これは一九六八年に廃止された。医師免許取得後の実地の訓練は、大学病院などで行われていたが、二〇〇四（平成一六）年度から医師免許取得後の臨床研修が必修化された。当初、臨床研修は、七科目（内科、外科、救急（麻酔科含む）、小児科、産婦人科、精神科、地域保健・医療）が必修であった。しかし二〇一〇（平成二二）年度から、必修科目は三科目（内科、救急、地域医療）に減らされ、二年目の研修では専門の診療科での研修が可能になった。

現行の医局制度は、右のような戦後の医師の教育・資格制度を前提に発達してきた。ここで「医局制度」（または「医局」）は、大学医局、すなわち大学の講座（教室・研究室）とその講座と一体のものとして管理・運営されている大学病院の診療科と、人事面でその影響下にある（大学病院以外の）医療施設の診療科のネットワークを指す。医師の世界では、このネットワークは一体のものと見なされている。大学医局に所属する医師だけではなく、ネットワーク内の（大学病院以外の）医療施設の診療科で働いている医師も、同じ医局のメンバーとして認知されている（猪飼 2010: 274-275）。

大学医局は、医局のメンバーの人事を差配し、そのキャリアを次のようにパターン化する。臨床研修の必修化以前の状況について記すと、医師免許を取得すると大学医局に入り、その医局内の診療科または影響下にある医療施設の診療科で二年間の研修を受ける。この研修は「ストレート方式」と呼ばれる単一診療科における研修である。この研修を終えると、長期にわたり（「内科一〇年、外科一五年」という言葉がある（猪飼 2000：271））、その医局内の診療科または影響下にある医療施設の診療科に、おおよそ半年から三年のあいだ常勤医師として所属し、移動することを繰り返す。博士号取得のための大学院進学が挟まれることもある。こうした人事慣行は「ローテーション」と呼ばれ、それに従っていれば専門医の資格をとれるように配慮されている。ここで「専門医の資格」は、厚生労働省から資格認定団体として認められた学会などの団体が認定する資格を指す。専門医資格の認定では臨床経験が問われるが、そのことに配慮して大学医局は人事を行っている。ローテーションを終えた医師の多くは、大学医局の影響下にある病院の診療科長に就くか、大学医局の助手として採用されるか、開業医となる（猪飼 2010：274–279）。

医局制度はどのように維持されているのか。医局のネットワークに参加することは、①個々の医師、②そこに含まれる大学病院以外の医療施設の診療科、③中心となる大学医局のそれぞれにメリットがある。これらのメリットが、医師、医療施設（の診療科）、大学医局を結びつけている。すなわち、①医師は、ローテーションに従うことで、専門医になるために必要な臨床経験を積むことができる。多くの場合、加えて学位（医学博士）も取得できる。②医療施設の診療科の運営という観点からすると、大学医局に人事権を委ねることには、診療科に必要な人員（＝医師）の安定供給という見返りがある。③大学医局は、研究機関でもあり、そのための人員を必要としている。その運営という観点からすると、医局内部に多数の医師を擁することには「必要に応じて大学に連れ戻して研究に従事させることができる」

人員を確保できるというメリットがある（猪飼 2010: 279-283）。

医局制度のルーツは明治の近代医療の導入期まで遡れるが、こうした「医師にとっての臨床経験、大学講座にとっての研究、市中病院にとっての労働力という3つのニーズをワンセットで充足するシステム」が成立したのは、戦後のことである（猪飼 2010: 283-294）。

医局制度は、臨床研修の必修化でその影響力を失うという指摘もある。しかし臨床研修の必修化自体の影響は、実際にはさほど大きくはない。臨床研修だけでは、専門医としての臨床経験を積むことができないからである。多くの医師は、二年の臨床研修後、大学医局に入局し、臨床研修の必修化以前の医師とよく似たキャリア（ローテーションに従ったキャリア）を歩むだろう（猪飼 2010: 296-297）。

医療施設の一部は、臨床研修の修了者を対象に専門医養成をうたう「後期研修プログラム」の提供を始めているが、こちらの方が医局制度の脅威となるだろう。医師の中には、大学医局に入局せずに、こうしたプログラムを利用して専門医をめざす医師もいる。医局のローテーションに従う限り、必ずしも特定分野の診療の経験を積むには適しているわけではない医療施設でも働かなければならない。大学医局は、そうした医療施設に対しても、それを傘下に留めたいなら、医師を安定供給しなければならないからである。これに対して後期研修プログラムの多くは、特定分野での臨床経験を集中的に提供している。専門医になるために必要な経験、すなわち「専門性の高い臨床経験」を集中的に提供できる医療施設が次々と現れ、医師がそちらを選ぶようになれば、医局制度はその力を失うことになるだろう。どこかの医局に属していた医療施設が、後期研修プログラムを提供することで、医師（＝診療科運営に必要な人員）を確保することを選び、当該医局から離脱することになれば、そのこと自体が医局制度に対するダメージになるだろう（猪飼 2010: 296-298）。

しかし後期臨床研修プログラムがどこまで普及するのか、そしてそれに伴い医局制度がどのくらい解体されるのかは、現状では予測のつかない部分がある。というのも「専門性の高い臨床経験」を集中的に提供できる医療施設は限られているし、そのうちどれだけの施設（または診療科）が実際に大学医局を中心とするネットワークを離脱することを選ぶかは不確定だからである。

セグメントとしての医局制度

各医局は、医師集団の「セグメント」を形成している。同じ医局のメンバーは、職務、職場、キャリアをかなりの部分同じくする。前節で述べたように、このような類似性は、セグメント内部に「仲間意識」と「クライアントや社会に対する固有の使命感や共通の態度」を生みだすだろう（Bucher and Strauss 1961: 338）。同じセグメントの医師は「同じ仕事上のリスクに晒されている人々」であり、そのリスクに対処するための規範を伴う「集合的原理を創りあげる」（Hughes 1958: 90）と考えることも可能である。

こうして形成される規範は、医局（＝セグメント）ごとに異なる。このためかつて外科医の世界では、そうした差異が問題視されて、一連の「手術技法とその評価をめぐるセクショナリズムの壁を打破する試み」が行われた（そしてある程度成果をあげたが、医局間の差異を解消したわけではない）（池田 2002: 173-174）。

新人の医師は、医局というセグメントに加入することで医師らしくなっていく。多くの医師は、キャリアの比較的初期の段階で、長期にわたって同じ医局の医師と相互作用をすることで、医師の規範と医局固有の規範を習得していく。池田光穂と佐藤純一は、医局制度の内部に「オーベン／ネーベンの関係」を見出している。「オーベン／ネーベン」は「保護‐被保護を特色とする医師間の独特な関係」であり、「オーベン（Oben）は「上に、高い地位に」で先輩にあたる者を、ネーベン（Neben）は「副次の」で後輩にあたる者」を指す。医師免許取得後、医師は大学医局に入るが（臨床研修必修化以前の状況を記述している）、そこで「医局の管理者がオーベンを指名する」。そしてオーベンは、ネーベンに「医局の運営や「しきたり」、そして内部の人間関係」のような「部外者にはよくわからない」ことを教える（池田・佐藤 1992a：228–229）。

> 卒業したての医師は、外科の医局の中では半人前扱いしか受けず、先輩のオーベンの指導のもとに、創部の処置、小手術の助手・執刀、「患者管理」などから外科の「修行」が始まる。次にくる役割は「鈎引き」と称される大手術の第二助手なのである。これは執刀医と第一助手の手術の視野を確保するための単純機械的作業であることが多いが、この「修行」にも似た作業が外科技術習得には必須のものとされる。これらの過程で、非公式の基本手技をオーベンから教えられる。その教育は、メスの持ち方、糸結びから医局での隠語・符丁の使い方にまで及び、方法もマン・ツー・マンで手取り足取りともいえ、オーベン／ネーベンの関係が有効に働く場であり、またその関係を強化する場でもある。（池田・佐藤 1992b：232–233）

この記述は、特定の医局に関するものであり、そのまま一般化して他の医局には適用できないディテイールも含まれている。しかし新人医師が、医局内の上下関係を伴う相互作用の中で、実践知、一般に医師が共有する規範、当該医局固有の規範を習得していくことは、広くみられると思われる。

こうした指導を含む、医局内の上位者からの規範に基づく指示は、一定の強制力を有している。大学医局は、傘下の医師の人事をコントロールしており、おそらく「問題児」と見なされた医師にはそれなりの処遇をするだろうし、そのことは個々の医師も予期しているだろう。大学医局としても「問題児」を傘下の医療施設の診療科に送りこむことは、当該診療科との関係上、望ましくない。そのような「問題児」は、最悪の場合、医局から追放せざるを得ないだろう。医局のローテーション人事に従ってキャリアを送るためには、個々の医師は、医師としての規範と、大学医局の意向、そして当該医局固有の規範を遵守しなければならない。当然、臨床上の意思決定もまた、各医局に固有の規範の影響を受けると考えられる。

3　医師の現状と社会学の課題

本章は、医師が臨床上の「免許と権限」をどのように行使しているのかという観点から、医師の営みを考察してきた。その結果は、次のように要約されよう。

医師の臨床上の意思決定は、単なる臨床の状況と医学知識・技術の関数ではない。医師には、医学知識・技術を臨床に適用するための裁量が与えられており、その裁量の行使は、臨床医またはそのセグメント（例えば医局）が共有する規範、そして医療保険（日本の健康保険なら診療報酬体系のあり方）によって左右される。また医師は、各自の臨床経験を実践知として重んじるため、臨床上の意思決定はばらつきやすい。しかも医師たちは、相互に各自が「適切と考えるように仕事を組織化する権利がある」（Bosk [1979]2003: 185）かのように振る舞うため、そうしたばらつきを収束させる作用は働きにくい。

患者の観点からすると、誰（＝どの医師）が治療者になるのかは、その人の生（または運命）を左右する大きなファクターである。患者は大まかな治療方針を選べるとしても、そうした方針はそもそも治療者が作成したものであり、しかも方針の枠内での諸々の選択は治療者に委ねられる。患者は、医療という賭けの形式的には主体かもしれないが、この賭けは実質的には代行者である治療者（＝医師）が行うものである。そして治療者の意思決定は、多くの患者からすると偶発的なファクターである医局の規範やその時々の診療報酬のあり方、臨床経験（医師により異なる）から影響を受ける。

このような本章の主題をめぐって、改めて調査しなければならない事柄も多い。ここでは三点指摘したい。

第一に、2節で述べたように、診療報酬体系が臨床上の意思決定に影響を与える経路は解明されていない。診療報酬体系が、医療機関の経営・管理に影響することはおそらく確実だが、それがどのように個々の医師による臨床上の意思決定と関わるのかは不明である。この点に関しては、社会学的な調査・研究が必要である。

第二に、医局制度の内部に関しても、さらなる調査研究が必要だろう。医師集団のセグメントとして医局をとらえたとき、その内部でどのような規範が成立し、それがどのように執行されているのかが、十分に解明されているわけではない。治療の方法の選択傾向などにどのような違いがあるのか、臨床上の意思決定には、医局内／外のどのようなファクターが影響しているのかなどの問いは、今後考えなければならないだろう。

第三に、臨床疫学に依拠したＥＢＭと診療ガイドライン（第1章3節を参照のこと）の制度化が、医師の臨床上の「免許と権限」に与える影響に関しても検討しなければならないだろう。欧米の状況に関してはすでに研究（例えば Timmermans and Berg 2003）があるが、日本でこれらの制度化が何をもたらすのかに関してはわからない部分も多い。この点の解明も課題となるだろう。

本章を結ぶにあたり、医師に関する社会学的研究にはどのような意義があるのかという、おそらく多くの読者が抱くと思われる疑問に答えたい。

個々の患者が、臨床上の意思決定に参加できる程度は限られている。医療においては、自らの生に関わる事柄であっても、かなりの部分を治療者である医師に委ねざるを得ないことは、紛れもない事実である（詳しくは前述の Veatch 1995 や Zussman 1997 を参照）。その意味では、医師に関する（社会学的）知識が増えても、より良い医療を受けられるようになるわけではない。

しかし医療の制度的環境の少なくない部分は政策的に決定される。医師の臨床上の意思決定も、そうした制度的環境から直接・間接に影響を受ける。医師の臨床上の意思決定に、どのようなファクターがどのように影響しているのかを知ることなしに、そのような医療政策を構想し実施することは危険である。患者から見て望ましくない臨床上の意思決定を行うよう医師を促す制度的環境を形成してしまうかもしれないからである。こうした危険はなくせないだろう。しかし医師に関する実証的に裏付けられた知識がないよりは、ある方が、こうした危険は小さくなる。ここに医師に関する社会学的研究の意義（の一つ）がある。

（注）本章での引用では、邦訳があるものに関しては訳を参考にしたが、改訳した部分もある。

参考文献

天野拓 2006『現代アメリカの医療政策と専門家集団』慶應義塾大学出版会

Bosk, C. [1979]2003 *Forgive and Remember: Managing Medical Failure*, second edition, University of Chicago Press

Bucher, R. and Strauss, A. 1961 "Professions in Process", *American Journal of Sociology*, 66(4): 325–334

Freidson, E. 1970 *Professional Dominance: The Social Structure of Medical Care*, Atherton Press (＝1992『医療と専門家支配』進藤雄三・宝月誠訳、恒星社厚生閣)

Freidson, E. [1970]1988 *Profession of Medicine: A Study of the Sociology of Applied Knowledge (with a new Afterword)*, University of Chicago Press

Freidson, E. 2001 *Professionalism: The Third Logic*, University of Chicago Press

Good, B. 1994 *Medicine, Rationality, and Experience: An Anthropological Perspective*, Cambridge University Press (＝2001『医療・合理性・経験――バイロン・グッドの医療人類学講義』江口重幸・五木田紳・下地明友・大月康義・三脇康生訳、誠信書房)

橋本鉱市 2008『専門職養成の政策過程――戦後日本の医師数をめぐって』学術出版会

Hughes, E. 1958 *Men and Their Work*, Free Press

猪飼周平 2000「日本における医師のキャリア――医局制度における日本の医師卒後教育の構造分析」『季刊 社会保障研究』36(2): 269–278

猪飼周平 2010『病院の世紀の理論』有斐閣

池田光穂 2002「外科医のユートピア――技術の修練を通してのモラリティの探究」田辺繁治・松田素二編『日常的実践のエスノグラフィ――語り・コミュニティ・アイデンティティ』世界思想社、pp. 168–190

池田光穂・佐藤純一 1992a「オーベンとネーベン」医療人類学研究会編『文化現象としての医療――

「医と時代」を読み解くキーワード集』メディカ出版、pp. 228-231
池田光穂・佐藤純一 1992b「エルステ」医療人類学研究会編『文化現象としての医療——「医と時代」を読み解くキーワード集』メディカ出版、pp. 232-235
池上直己／J・C・キャンベル 1996『日本の医療——統制とバランス感覚』中央公論社
甲斐安夫 1972「医師の養成について」『文部時報』1136: 60-66
加藤源太 2009「医療専門職における自己コントロールの再検討——日本における新しい医師卒後臨床研修を事例として」『ソシオロジ』54(2): 3-18
Millman, M. 1977 *The Unkindest Cut: Life in the Backrooms of Medicine*, William Morrow
Parsons, T. 1951 *The Social System*, Free Press（＝1974『現代社会学大系14　社会体系論』佐藤勉訳、青木書店）
手嶋豊 2011『医事法入門〔第3版〕』有斐閣
Timmermans, S. and Berg, M. 2003 *The Gold Standard: The Challenge of Evidence-Based Medicine and Standardization in Health Care*, Temple University Press
Veatch, R. 1995 "Abandoning Informed Consent", *The Hastings Center Report*, 25(2): 5-12
Zussman, R. 1997 "Sociological Perspectives on Medical Ethics and Decision-Making", *Annual Review of Sociology*, 23: 171-189

第3章　医療施設

金子雅彦

1　近代医療における医療施設

ホスピタルの歴史

医療施設として代表的なものは病院（ホスピタル、hospital）と診療所（クリニック、clinic）である。とくにホスピタルは近代医療の中核施設とみなされている。しかしながら、「ホスピタル」という言葉は昔から医療施設を指してきたわけではない。W・C・コッカーハムによれば、欧米諸国においてホスピタルは歴史的に四つの種類の施設（キリスト教の実践施設、救貧施設、貧困者が死にゆく場所、医療技術のセンター）を指してきた（Cockerham 2010）。

中世のホスピタルはキリスト教の実践施設として、聖職者や修道女が低い階層の人々の世話（看護や食事の提供など）をする場所だった。ルネサンスや宗教改革後、ホスピタルは宗教的性格を弱め、世俗の権威（通常は地方自治体）の管轄下に置かれるようになった。たとえばイギリスでは、囲い込み（エンクロージャー）により農民（小作人）は失業したり、土地を追われたりするなどで、社会的経済的に厳しい状況に置かれていた。そこで、病気か健康かにかかわらず、貧困者に食事や宿を提供する救貧施設（poorhouse）としての性格をホスピタルは帯びるようになった。

その後、医師がホスピタルに多くの傷病者を見いだし、自分の自宅（クリニック）から診察に出かけるようになった。ホスピタルは、コミュニティの責務として貧困者に福祉サービスを提供する公共施設という性格は表面上変わらなかったものの、次第に医療提供・医学研究・医学生の教育のための施設という今日的な役割を帯びるようになっていった。しかし、一八世紀頃は医療水準がまだ低かったこともあって、ホスピタルは貧困者が死にゆく場所（deathhouse）だというイメージを一般の人々に持たれていた。

一九世紀になると、状況が大きく変化した。コッカーハムは三つの要因を指摘している。第一に、医術が科学的方法を用いて精確な医学知識を探し出し、一貫した方法で用いることのできる有効な技術を発展させたという点で、まさしく科学となったことである。とりわけ重要なのは、生理学に関する知識の増大と細菌学の発達である。また麻酔学も発達し、比較的痛みの少ない方法で外科手術ができるようになった。新しい医療技術は大規模で高価な設備を必要とした。そして、そうした設備はホスピタルに設置されるようになった。このため、医師は自分の受け持ちの裕福な患者もホスピタルに連れて行くようになった。ホスピタルの患者に新しいタイプの患者、つまり私費患者が生まれてきた。

第二に、第一の変化と密接に関連するが、ホスピタル内の消毒方法が発達し、院内感染を減らせるようになった。感染症患者に接した後は手を洗うなど対処方法が確立し、マスクや殺菌された外科用具などの使用が常識となっていった。こうして、ホスピタルの患者の死亡数は減少し、また回復に要する期間も短縮された。

第三に、ホスピタル職員の質の向上である。とりわけ訓練された看護師や検査技師の登場が重要である。彼らのスキルは、医師が診断治療を行う際に十分サポートできるまでに上がった。近代看護術の創始者として広く知られるF・ナイチンゲールが活躍したのは、この時期である。彼女はクリミア戦争時に英国軍に従軍し、戦傷兵看護に尽力した。帰国後、陸軍病院改革を行った。そして、一八六〇年にロンドンの聖トマス病院内にナイチンゲール看護婦養成学校を開校し、近代看護術の教育や発展に力を尽くした。また、彼女の書いた『看護覚え書』や『病院覚え書』は看護や病院管理の理論に革命的な変化をもたらした（ストレイチー 2008）。

こうして一九世紀末以降、あらゆる社会階層の患者に質の高い医療を提供する施設という、新しいホスピタルのイメージが生まれてきたのである。

一九世紀ヨーロッパのホスピタル

ヨーロッパのホスピタルが、貧困者が死にゆく場所から医療技術のセンターへと変貌していく様子については、E・H・アッカークネヒトが詳しく描写している。パリ病院に関するJ・R・トノンの報告では、一七八八年頃は次のような状況だった。

オテル・ディユの基本方針（スペース不足からきた方針）は、一つの部屋にできるだけ多数のベッドを入れ、一つのベッドに四人ないしは五人、六人を寝かすことである。われわれはそこで、生きている人にまじって死んだ人がいるのを見たことがある。……伝染性の病人と伝染性でない病人が同じ病棟にいた

り、梅毒の婦人と熱のある婦人が同じ病棟にいるのをわれわれは何度もみた。（アッカークネヒト 2012: 36-37）

一八世紀末から一九世紀初頭にかけて、フランスでは五つの施策が実行された。①古いホスピタルの改善と拡張、②医療施設（ホスピタル）を福祉施設（孤児院や養老院など）や刑務所から分離する、③小さくて新しいホスピタルの建設、④修道院をホスピタルに改組する、⑤ホスピタルの国有化、である。こうした施策や同時期の医学の進歩により、状況は大幅に改善された。一八〇五～一四年のパリの大きなホスピタルでの死亡率は五・三五人に一人だったのが、一八五〇年には一一・〇三人に一人となったという。アッカークネヒトは、この時期の医学の進歩はホスピタルを足場にしていたとして、この時代の医学を「ホスピタルの医学」と名づけ、それ以前の「ベッドサイドの医学」、それ以後の「ラボラトリーの医学」と区別している。

収容施設としてのホスピタル

コッカーハムが整理した四種類の施設に共通する特徴は、あるカテゴリーの人々を収容する施設だという点である。語義から見ても、英語の hospital やフランス語の hôpital はラテン語の hospes から派生した語で、その原意は「客をもてなす」という意味であり、またフランス語の hôpital と hôtel は同一語源である（菅谷 1981）。アッカークネヒトの記述に出てくるオテル・ディユ（Hôtel Dieu＝神の館）とは、パリ最古のホスピタルであるパリ市立病院をはじめとして、フランスの古くからあるホスピタルのいくつかに対する通称である。今や欧米諸国においてホスピタルは、病人を収容し入院治療を担当する医療施設、つまり病院となった。他方、クリニックは医師の自宅だった。よく欧米では、診療所＝外来診療担当施設、病院＝入院治療担当施設として、両者は機能分化していると指摘されているが、それには以上のような歴史的経緯がある。

さて、現代社会において保健医療供給のための主要な社会機関となったホスピタルは、患者や社会に対してさまざまな機能を果たしている。個人の立場から見れば、傷病者はホスピタルに行くことによって、集中化された医学知識や医療技術の恩恵を受けることができる。社会の観点からすれば、ホスピタルへの収容は家庭内で病人を世話することによって生じる破壊的な影響から家族を守るとともに、傷病者を医学的に管理された機関——そこでは彼らに関する諸問題は社会全体にとってさほど破壊的でなくなる——に導く手段として機能している（Parsons and Fox 1952）。

2　日本における医療施設の展開

病院の創設

日本に西洋医術が最初に伝わったのは、フランシスコ・ザビエル来日の時代である。当時の宣教師はキリスト教布教のためにしばしば西洋医術を利用した。そのうちの一人であるルイス・デ・アルメイダは豊後地方を中心に活動し、藩主の大友宗麟の庇護のもと、戦国時代の一五五七年に、後に府内病院と呼ばれる医療施設を現在の大分市に建設した。外科手術の評判が高く、患者が集まったといわれる。しかし、豊臣秀吉によるキリスト教弾圧政策により、一五八九年に廃止された。

江戸幕府は鎖国政策をとり、西洋諸国との交流はほとんどなかった。この時代は、漢方医学（日本式中国医学）が主流だった。通常、漢方医学は外来患者に対して薬物療法を行う。当時は医師のことを「くすし（薬師）」と呼んでいた。医療の基本的形態は往診による治療で、患者は自宅で医師の治療を受けた。したがって、入院施設はきわめて希だった。一七二二年に設立された小石川養生所は、江戸幕府立唯一の入院施設である。また江戸時代は、患者を収容する医療施設のことを、一般に「養生所」と呼んでいた（菅谷 1981）。

一八五三年、米国の使節ペリーが浦賀に来航し、日本に開国を迫った。こうして、二百余年にわたって続いた鎖国政策は終わりを告げた。一八五八年、コレラが外国から入ってきて、日本国内で大流行した。当時はその死亡率の高さから「コロリ」と呼ばれた。江戸幕府に招かれていたオランダ人軍医ポンペは、コレラの予防や治療にあたった。そして、医療施設を建設して患者を治療することが必要であると幕府に進言した。こうして、一八六一年に洋式の養生所が長崎に設けられた。内務省衛生局の最初の報告は「是れを病院の創始とす[1]」と記しており、公式には日本最初の病院と位置づけられている（内務省衛生局 1992a: 25）。一八六一年はまだ江戸時代だったので、「病院」ではなく「養生所」と名づけられた。また、一八六七年には幕府は軍事上の必要から、芝に海軍養生所を創設している。

明治時代になると、政府は早速西洋医術を普及させることを決め、一八六八年に「西洋医術差許」の布告を発した。ここから本格的に西洋医術の導入が始まった。西洋諸国の医師を日本に招いて、西洋医術の指導に当たらせる一方、日本の医師たちを西洋諸国に派遣して医療施設などを視察させた。第二代文部省医務局長および初代内務省衛生局長を務め、日本の近代衛生制度の創設者とされる長与専斎は、岩倉具視を大使とする岩倉使節団（一八七一〜七三年）に随行した。岩倉使節団の報告記である『米欧回覧実記』には、ベルリン滞在中に大規模な医療施設を訪れた時の様子が記されている。「次いで大きな病院を訪ねた。……病室は全部で七〇〇あり、二、〇〇〇人以上の病人を収容できよう。現在入院中の患者は一、六〇〇人である」（久米・水澤 2005：360）。前述のとおり、この頃のヨーロッパのホスピタルは、貧困者が死にゆく場所から医療技術のセンターへと変わりつつある過渡期である。当時の日本人の目には、ホスピタルは西洋医術を行う施設と映った。したがって、ホスピタルの日本語訳である「病院」は当初から医療施設を指した。

明治政府は一八六八年に、戊辰戦争による傷病者の収容治療のため、京都と大阪に御親兵病院、横浜に仮軍事病院を設立した。横浜の仮軍事病院は間もなく東京に移転し、大学東校（東京大学医学部の前身）の附属病院となった。また、地方においても佐賀・福井・金沢などに病院が次々とでき、一八七七年までにはほとんどの府県に病院が設置された。同年六月の内務省調査では、全国で一〇六の病院（本院レベル）ができていた。分院や梅毒病院、貧民病院を合算すれば一五九にのぼる。本院レベルの内訳は国立七・公立六四・私立三五である。公立病院が多いのは、府知事や県令がこぞって病院を設立したからである。長与専斎は自伝『松香私志』の中で「いずれの地方においてもすでに廃藩の当時より良医の欠乏を告げ、牧民の職にあるもの（府知事や県令）ことにこれを補うの必要を感じければ、都下の医師を聘して病院を設置すること一時の風潮となり」と記している（小川・酒井 1980：158）。

このように病院に腕の良い医師が集まったため、上流階級の人々も病院医師に診察してもらうことを望んだ。このため、病院医師は上流階級の人々の診療に追われ、また地方衛生に関する事務や医学教育の責任も負担し、下層の人々を診る時間がなくなってしまった。この点が西洋諸国の病院と日本の病院との違いだと、内務省衛生局報告は指摘している。「本邦の病院は大に欧米諸国と其実況を殊にし専ら中等以上士民の就て治療を托する所となれり……是を以て貧困の患者を治療するは全く其緒餘に係らさる能はす是れ即ち今日本邦病院を以て欧米諸州と同一視す可らさる所以のものなり」（内務省衛生局 1992a: 25-26）。この記述から、当時の西洋諸国の病院は貧困者のための施設という特徴もまだ残していた面があることがうかがえる。前述の『米欧回覧実記』のベルリン視察に関する記述の中では、病院の運営経費は政府の援助と基金から生じる利子で賄っていて、病人からは料金を取っていないと記している。他方、新設の病棟の方は入院患者から料金を取っていて、患者は有産階級の人だと記している（久米・水澤 2005: 360-363）。

国公立病院から私立病院へ

政府の方針によって西洋医術を採用することになったため、明治時代初期の病院は国公立病院の割合が多かった。しかし、明治一〇年代に入ると、次第に私立病院が増加していった。

当時の社会情勢は次のとおりだった。まず西南戦争（一八七七年）後のインフレーションに対処するために、松方正義らは増税によって歳入増加を図る一方、財政を緊縮して歳出を切り詰めた。また、軍需工場を除く官営工場を民間に払い下げた。この結果、この時期に各種産業分野で公的部門の財政緊縮と民間部門の勃興が起きた。また、一八八七年に勅令第四八号が発せられた。「府県立医学校の費用は明治二十一（一八八八）年度以降地方税を以て之を支弁することを得す」（『官報』第一二七九号、明治二〇年一〇月一日）[2] とされたのである。

こうして、医療分野でも民間優位の状況となっていった。一八八八年には国公立は二二五病院、私立は三三九病院となり、私立病院が国公立病院を上回るに至った[3]。また、病院の設立許可の仕組みも変わった。私立病院の設立については、最初府県の許可およびその都度府県から内務省への報告という手順がとられていたが、明治二〇年代に入ると病院の設立に関する監督は府県に一任されるようになった。東京府はこれを機に「私立病院並産院設立規則」を制定した。

今まで述べてきたのは基本的に内外科の病院である。この他に、専門科ないし特殊医療施設と呼ばれる病院があった。梅毒やコレラなどの感染症、精神疾患、貧困者のための医療施設である。このうちとくに多かったのが感染症患者のための医療施設である。明治時代初期は梅毒病院が多かった。梅毒病院は梅毒予防および娼妓検査のための医療施設で、一八六七年、江戸幕府英国医官G・ニュートンの建議により横浜に作られたのが最初である。一八八二年には全国で一三〇の梅毒病院が設立された。うち公立病院が一二四である。

とくにコレラは恐れられた。一八七七年のコレラ流行の際に、政府はコレラ患者を収容治療するための施設として避病院を設立した。同年制定された「避病院仮規則」の第一条には「避病院はコレラ患者を救療するところとする」と書かれている。当初の避病院は患者を隔離するためだけの場所とみなされ、病院とは名乗っていても、内外科の病院とは違って、忌避される施設だった。また、一時的な仮設備であって、流行が終われば解体される施設と考えられていた。しかし、翌年に予防の趣旨からいっても常設的な避病院を建設した方がよいという兵庫県の申請などがあって、常設避病院が次第に建設されるようになった。また、コレラ患者に限らず、赤痢、発疹チフスなどの患者も収容治療するようになった。

一八九七年に「伝染病予防法」が制定された。第七条に「伝染病予防上必要と認めるときは、当該吏員〔公共団体の職員〕は伝染病患者を伝染病院または隔離病舎に入らせなければならない」と規定された。ここで避病院という名称が廃止され、伝染病院と呼ばれるようになった（山本 1982）。条文規定からもわかるように、伝染病院は公立である。当時の人々がかかる疾患は感染症が多かったため、伝染病院は増加していった。明治時代末の一九一〇年には、伝染病院（市町村立や郡立）は一五一五病院を数えた。また、梅毒病院は娼妓病院（一五八院）として衛生局年報に記載されている（内務省衛生局 1992c：72–73）。

病院概念と診療所概念

「病院」という言葉はいつ頃から使われるようになったのだろうか。一説では、江戸時代の蘭学者で戯作者の森島中良が『紅毛雑話』（一七八七年）の中でオランダ語の gasthuis を病院と訳した時が最初とされている。しかし、日本国内の医療施設に対して病院という言葉を一般的に使うようになったのは明治時代に入ってからといってよい。明治時代初期は、病院は西洋医術を行う施設全般を指していたようである。一八八二年当時、衛生局年報に医師数が記載されている二〇九病院の医師数の合計は一二二五人である。もっとも多いのは公立岡山県病院の二九人で、次が山梨病院の一八人である。他方、現在では診療所と呼んだ方がよいような、医師が一人しかいない病院は三九を数える（内務省衛生局 1992b：429–451）。

病院について最初に規定した法規則は、一八九一年に制定された東京府の「私立病院並産院設立規則」である。

患者産婦各々十人以上入院せしむる者は病院又は産院設立の許可を受けしめ又許可を得すして病院又は産院の名称を用ふるを得さるものとし従来設置したる病院及産院は明治二十五（一八九二）年六月限本則に従ひ更に許可を受けしむる等なり（「官報」第二四九二号、明治二四年一〇月一九日）

私立病院に限ってではあるが、患者が一〇人以上入院できる施設を病院と規定したのである。ここで注目すべきは、病院を入院治療施設という機能でもって規定するよりは、患者が一〇人以上入院できる医療施設という規模でもって規定している点である。この規則は東京府レベルのものであるが、一九一〇年版の内務省衛生局年報では、私立病院数を病床規模別に集計していて、その最少病床数は一〇床である。したがって、一九一〇年頃までには中央政府レベルでも、私立病院は一〇床以上を有する医療施設と想定するようになっていたことがうかがえる。また、一九二八年版の衛生局年報から、公立病院数も病床規模別に集計するようになり、その最少病床数は一〇床である（前年版まではすべての公立病院を記載しており、病床数が九床以下の病院も含まれている）。

その後、一九三三年に、「診療所取締規則」が制定される。これは中央レベルの法令である。

第一条　診療所と称するは公衆又は特定多数人の為医業を為す場所を謂ひ病院と称するは診療所にして患者十人以上の収容施設を有するものを謂ふ

第二条　疾病の治療を為す場所にして診療所に非ざるものは之に診療所、診察所、医院其の他医業を為す場所に紛はしき名称を附することを得ず

疾病の治療を為す場所にして病院に非ざるものは之に病院又は病院分院の名称を附することを得ず

（「官報」第二〇九二号、昭和八年一〇月四日）

この法律では、医療施設を診療所として包括的に規定した上で、一〇床以上の病床を持つ診療所を病院と規定している。いわば病院は診療所の一部として概念化されている。また、第二条により診療所や病院を名称独占とした。

一九四八年に制定された「医療法」では次のようになった。

第一条　この法律において、「病院」とは、医師又は歯科医師が、公衆又は特定多数人のため医業又は歯科医業をなす場所であつて、患者二十人以上の収容施設を有するものをいう。病院は、傷病者が、科学的で且つ適正な診療を受けることができる便宜を与えることを主たる目的として組織され、且つ、運営されるものでなければならない。

2　この法律において、「診療所」とは、医師又は歯科医師が、公衆又は特定多数人のため医業又は歯科医業をなす場所であつて、患者の収容施設を有しないもの又は患者十九人以下の収容施設を有するものをいう。

（「官報」号外（一）、昭和二三年七月三〇日）

病院に関する概念規定は後半部分で、科学的で適正な診療を行うための設備を持つことを要請しているが、病院と診療所を区別する基本的な基準は、分岐点の数が一〇床から二〇床に変わってはいるが、依然として規模（病床数）である。この条文は細かい文章表現は変わっているが、内容は現在でも同じである。このように、西洋医術を本格的に導入した時期から現在まで、日本においては医療施設の分類を基本的に規模の観点から行っていたのである。

病院数・診療所数の推移

図1に、明治時代初期から現在までの病院数と診療所数の推移を示す。第二次大戦前まで、病院数、診療所数ともに右肩上がりで増加していった。グラフ上では一九一〇年に病院数が急増しているが、これはこの年のデータから、伝染病院など特殊医療施設の病院も病院統計に含めたためである（他方、国立病院に関するデータが衛生局年報に記載されなくなる）。それによって、統計上ではこの時期から公立病院

数が私立病院数を一時的に上回るようになった。しかし、一九二六年までには私立病院数が再び公立病院数を上回るようになった。

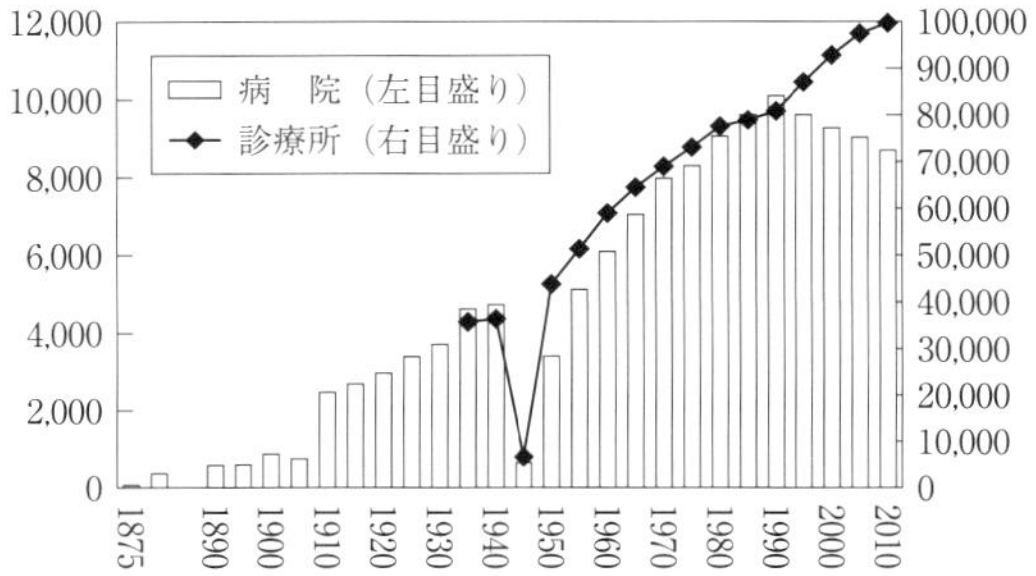

図１　日本の医療施設数の推移

出典：1950年以前は厚生省医務局編『医制八十年史』（印刷局朝陽会，1965年，pp. 818-819），1955年以降は厚生（労働）省「医療施設調査・病院報告」より作成。1885年の病院数は不明。

第二次大戦が終わった一九四五年には一時的に病院数・診療所数とも大きく減少した。また、戦前陸軍省や海軍省が管轄していた医療施設は厚生省（一九三八年創設）に移管された。つまり、戦後の厚生省管轄の病院のいくつかは戦前の軍陣病院だった。たとえば、国際医療センターの前身は東京陸軍第一病院である。

図１中の一九五〇年からのデータには国立病院も含まれているのだが、一九五〇年時点で、国立三八三・公立五七二・私立二四五三で、私立病院数がすでに圧倒的に多い。その後、さらに私立病院が増加した。その要因として、菅谷章は次の四点を挙げている。一つは医療法人制度の創設（一九五〇年）である。これによって、私立の医療機関は税法上種々の特典が与えられた。第二は、開業医師に対する優遇税制措置の実施（一九五四年）である。第三は、私立の医療機関に長期低利の融資を行い、その助成を目的とする医療金融公庫の創設（一九六〇年）である。第四は、公的病院の病床規制措置（一九六二年）である（菅谷 1981）。

先に見たとおり、病院と診療所の区分は基本的に規模（病床数）であり、入院治療か外来診療かという医療機能で区分けしているわけではない。そうなると、最初はたとえ診療所であっても、患者の評判が高くはやっている医療施設はその規模を拡大していけば、病院となっていくことになる。また、一九四八年制定の医療法は、総合病院の制度を設けた。総合病院は病床百床以上を有し、内科・外科・産婦人科・眼科・耳鼻咽喉科の診療科を持ち、検査施設など所定の設備を有し、都道府県知事の承認を得た医療施設である。こうして、医療施設の長にとって目指すべきモデルは、プライマリケア（一次医療）から高度医療まで、また急性期治療から長期療養まで、あらゆる医療を行う自己完結型の総合病院となっていった。人口当たり病院病床数は病院数の増加に伴って増えた。この結果、一九八〇年頃には、日本の人口当たり病院病床数は世界的にトップクラスとなった（表1）。

表１　病院病床数（人口千人対）の国際比較

国　名	1980	1990	2000	2010
日本	11.3	13.6	13.0	12.4
ドイツ			9.1	8.3
フランス			8.0	6.4
イタリア	9.6	7.2	4.7	3.6
スウェーデン	15.2	12.4	3.6	2.7
イギリス			4.1	2.9
アメリカ	6.0	4.9	3.5	3.1

出典：日本は「医療施設調査・病院報告」，その他の国はOECD Health Statistics 2014より作成。いずれも全病院病床（Total hospital beds）の数値である。

3　医療施設の現状

医療計画

一九七三年の第一次石油危機を契機として、先進諸国はそれまでの高成長時代から低成長時代に突入した。政府支出の見直しが行われるようになり、社会保障支出の抑制が検討され始めた。福祉国家の危機論や福祉見直し論が台頭した。こうした動向は日本も例外ではなかった。一九八〇年代から福祉国家の再編成が模索され始めた。こうした社会保障領域全般の流れの中に医療領域も含まれ、医療費の増加に対する抑制論が起きた。その結果、たとえば一九七〇年代にいったん無料化された老人医療費が、一九八三年の老人保健制度の創設を機に、再び患者の一部自己負担となった。医療施設システムについても医療費抑制の施策が模索された。診療所にかかる医療費と病院にかかる医療費とでは当然のことながら病院医療費の方が高い。そこで、世界トップクラスとなった病院数や病院病床数を抑制しようとする動きが出てきた。

政府は一九八五年に医療法を改正し（第一次医療法改正）、医療計画の策定を制度化した。医療計画は、医療資源の地域的偏在の是正と医療施設の連携の推進を目指す計画として、各都道府県が定めることとされた。計画の必要的記載事項に、医療提供に関する体制の整備単位として医療圏を設定することと、二次医療圏における必要病床数を定めることが盛り込まれた。二次医療圏は一般の医療、主として病院における入院医療に関する体制を確保する区域とされ、都道府県ごとに三～二一の二次医療圏が設定された。そして、病床過剰地域（既存病院病床数が必要病床数よりも多い地域）における病院の開設や増床、病床の種別変更に関して、都道府県知事は都道府県医療審議会の意見を聞いた上で、開設の中止や増床数の削減などを勧告できることとなった。つまり、病院病床数のコントロールが行えるようになったのである。医療計画は一九八九年までには四七全都道府県で公示が完了した。

この政策が本格的に開始されたことによって、日本の病院数や人口当たりの病院病床数は一九九〇年代初頭以降、減少傾向に転じた（図1・表1）。また、病床数を一九床以下に減らせば病院から診療所へ変わることになるので、診療所の増加ペースは上がった。なお、二〇〇六年の第五次医療法改正により、診療所の病床も医療計画の対象となっている。(4)

医療施設の機能分化

政府は病院間・病床間の機能分化も図り始めた。一九九二年の第二次医療法改正では、高度の医療を提供するための病院として、特定機能病院を制度化した。特定機能病院は高度医療のための人員や設備を備え、高い技術水準を確保している医療施設であり、具体的には大学病院本院や国立がんセンター、国立循環器病センターが指定された。また、長期療養患者に適した医療を提供するために、患者の生活面にも配慮した人員を配置し、設備を備えた病床として、療養型病床群を制度化した。一九九七年の第三次医療法改正では、地域におけるかかりつけ医を支援し、紹介患者への医療提供、施設・設備の共同利用や開放化、救急医療の実施などを行う病院として、地域医療支援病院を制度化した。この制度化とともに、従来の総合病院制度は医療法の条文から削除された。

病床の区分は、医療法の制定当初は、精神病床・伝染病床・結核病床・らい病床《ママ》・その他の病床というものだった。それが第二次医療法改正の際に、その他の病床の一部が療養型病床群とされた。二〇〇〇年の第四次医療法改正では、その他の病床を療養病床と一般病床に明確に区分し、それぞれの療養環境にふさわしい人員配置や構造設備の基準を定めた。こうして、現在では一般病床・療養病床・精神病床・感染症病床・結核病床という区分になっている。

従来の日本の状況は、地域内に類似の医療を提供する大小の医療施設が複数存在するというものだった。それに対して近年は、地域内に相異なる医療を提供する医療施設が存在し、地域全体としてあらゆる医療を住民に提供するという地域完結型医療施設体制が目指されている。ただし、この機能分化の試みは必ずしも順調に進んでいるとは言い難い。たとえば、三四九の二次医療圏のうち、地域医療支援病院のある医療圏はいまだ二〇八にとどまっている（二〇一二年一〇月末時点）。そこで、政府は医療機能の分化・連携をまず病床機能の分化・連携の進展から始めようとしている。二〇一四年度から病床機能報告制度が始まった。一般病床・療養病床を有する病院や有床診療所が対象で、各医療機関は自身の病床が担っている医療機能（高度急性期・急性期・回復期・慢性期）の現状と今後目指す方向を、都道府県に報告する。各都道府県はその報告に基づいて地域医療構想を策定し、さらなる医療機能の分化・連携を推進することになっている。

病院像の変化

ここまで、現代社会における病院を入院治療担当施設だと位置づけて論じてきた。他方、表1から明らかなように、一九八〇年代頃から欧米諸国で人口当たり病院病床数が減少している。これはなぜだろうか。もちろん前述のように、福祉国家の見直しや再編成の動きによる医療費抑制対策が影響している。しかし、それだけではなく、病院像自体の変化もある。

従来の保健医療統計は病床を基準としていたが、近年は次第に活動指標（病院で診察を受けた患者数など）で測定するようになってきた。こうした傾向を生み出した要因について、D・アームストロングは次のように論じる。従来、病院は病人に衛生的空間を提供する場所であり、また病床での療養が推奨されていた。しかし、二〇世紀後半になると、院内感染が再び問題視されるようになり、病院が必ずしも安全な場所ではなくなってきた。また、病床での安静よりも早期のリハビリテーションの必要性が論じられるようになってきた。このため、病床の利用抑制や外来サービスの充実を強調する新しい病院像が生まれてきた。さらに、健康状態と病気状態を二元的に捉える考え方に代わって、両者を連続的に捉える考え方が台頭してきて、収容すべき病人の定義が難しくなってきた。こうした健康や病気に関する認識の根底的変換が、病院像の変化の一因となっている（Armstrong 1998）。

また猪飼周平は、疾病構造が生活習慣病中心へ移行することによって、病気や障害を抱えながらいかに良好な生活を送るかということが現在では問われるようになってきており、健康の評価基準が病気の不在から生活の質へ移行していると述べる。こうした健康概念の転換によって、濃厚な治療・管理の必要な患者を担当する病院とそれ以外の患者を担当する在宅医療などが、より水平的な連携のもとで作動する包括ケアシステムの必要性が生じつつある。ただし猪飼は、在宅ケアは割安だと思われがちだが、実際には同じサービスを行う上で施設ケアに比べて在宅ケアの方が高コストであると指摘し、包括ケアシステムはより大きな社会的・経済的コストがかかるものである点に注意を促している（猪飼 2010b）。

こうした病院像の変化と重なり合うかのように、近年政府は在宅医療を重視しようとしている。二〇一三年八月に公表された社会保障制度改革国民会議報告書も「病院・施設から地域・在宅へ」という方針を是認している。これがうまくいくかどうかは現時点ではわからない。ただし、次の点は考慮すべきである。日本は近代西洋医学を明治時代に本格的に導入したが、その後の医療システムは日本独自の特徴を持って展開してきた。現在や未来の状態が過去の一連の偶然の事象の起こり方にゆるやかに依存することを、「経路依存性」という。初期の段階では偶然の産物であるが、一定の軌道に沿って展開し始めると、たとえ他の方法が合理的あるいは効率的だとわかったとしても、そちらの方法になかなか移れないこと（ロック・イン状態）がある。[5] 本章で論じた医療機能の分化・連携がこれに該当しよう。政策当局が診療所と病院の機能分化を図りたいならば、手っ取り早く医療法第一条を改正して、診療所と病院の定義を改めればよいではないかと思われるかもしれない。しかし、近代西洋医学を導入して百年以上が経ち、今や約一一万の一般診療所や病院が存在している。これら既存の医療施設の存在を無視して、法律の条文を変えることは困難である。そのため前述したように、医療施設レベルよりも、まずは病床レベルの機能分化・連携の促進から始めようとしている。今後もこうした経路依存性と絡み合いながら、日本の医療システムは展開していくだろう。

（付記）拙著『医療制度の社会学——日本とイギリスにおける医療提供システム』（書肆クラルテ／朱鷺書房、二〇一二年）の第一章「医療施設」は本章をベースにしている。しかし、諸事情により拙著が先に公刊された。なお、今回適宜更新修正をしている。

注

（1）引用文中の漢字は原則として旧字を新字に改めた。カタカナはひらがなに改めたが、歴史的仮名遣いは原則的に引用元のとおりである。引用文中の〔　〕は引用者による補足である。

（2）「官報」からの引用文は、国立国会図書館デジタルコレクションの官報セクション（http://dl.ndl.go.jp/#kanpo）で確認した。

（3）東京帝国大学卒業生（医学士）の進路を調べた研究によると、明治時代前半期までは医学士のほとんどが大学・軍・府県立医学校兼病院のいずれかに進んだのに対して、一九〇〇年代以降は医学士のおよそ四分の一が「医術開業者」、つまり開業医になった（猪飼 2010a）。

（4）代わりに、それまでは診療所における患者収容は例外を除き四八時間を超えてはいけないと制限されていたが、その規制が撤廃された。

（5）経路依存性に関する研究は社会科学の諸分野で数多くなされている。たとえば松本三和夫は、日本における二〇〇〇年代前半までの風力発電開発・普及の経路依存過程を、科学社会学の観点から分析している（松本 2009）。

参考文献

アッカークネヒト、E. H. 2012『パリ、病院医学の誕生――革命暦第三年から二月革命へ』舘野之男訳、みすず書房

Armstrong, D. 1998 "Decline of the Hospital: Reconstructing Institutional Dangers", *Sociology of Health & Illness*, 20(4): 445-457

Cockerham, W. C. 2010 *Medical Sociology*, 11th ed., Pearson/ Prentice Hall

猪飼周平 2010a『病院の世紀の理論』有斐閣

猪飼周平 2010b「海図なき医療政策の終焉」『現代思想』38(3): 98-113

厚生省医務局編 1976『医制百年史（記述編、資料編）』ぎょうせい

久米邦武編著・水澤周訳注 2005『現代語訳 特命全権大使米欧回覧実記3 ヨーロッパ大陸編 上』慶應義塾大学出版会

松本三和夫 2009「科学技術の構築主義と経路依存性」『テクノサイエンス・リスクと社会学――科学社会学の新たな展開』東京大学出版会、pp. 77-126

内務省衛生局 1992a「衛生局第一・第二報告」『〈明治期〉衛生局年報 第一巻』東洋書林

内務省衛生局 1992b「衛生局第八次年報」『〈明治期〉衛生局年報 第四巻』東洋書林

内務省衛生局 1992c「衛生局年報――明治四三年」『〈明治期〉衛生局年報 第一二巻』東洋書林

小川鼎三・酒井シヅ校注 1980『松本順自伝・長与専斎自伝』東洋文庫

Parsons, T. and Fox, R. 1952 "Illness, Therapy and the Modern Urban American Family", *Journal of Social Issues*, 8(4): 31-44

酒井シヅ 1982『日本の医療史』東京書籍

ストレイチー、L. 2008「フローレンス・ナイチンゲール」『ヴィクトリア朝偉人伝』中野康司訳、みすず書房、pp. 5–75
菅谷章 1981『日本の病院——その歩みと問題点』中公新書
山本俊一 1982『日本コレラ史』東京大学出版会

II　現代医療の支持構造

第4章　病者と患者

佐々木洋子・中川輝彦

1　近代社会における病者と患者

本章は、現代社会における病者と患者に関する社会学的考察である。「病者」は、他者から病気と見なされている、または自らを病気と見なしている人であり、「患者」は、近代医療の対象者を指す。また「社会」は、特に断らない限り「米国社会」や「日本社会」というときの「社会」、つまり「一国の社会」を指す。現代社会で病者と患者は、どのような状況におかれているのか、どのように振る舞い、何を経験しているのかを考えるための視点を提示することが、本章の課題である。

この課題に対して次のようなアプローチをとる。1節では、現代社会を「近代社会」すなわち「西洋史上の歴史的事実としての近代から抽出された近代的なもの」（富永 1990: 28）を備えた社会として位置づけ、社会学の既存研究から病者と患者に関するモデルを抽出して検討する。[1] 2節では、近代医療の導入が始まる明治維新以後の日本の病者と患者を描く。3節では、現在、病者と患者に生じている変化を検討し、1節で抽出したモデルを修正・拡張する。本章それ自体は、病者と患者をめぐる事象の詳細な描写ではないが、そうした事象を記述し説明するための視点となるはずである。

社会システムと病者

社会システムに病者を位置づけたT・パーソンズの古典的著作（Parsons 1951＝1974）を検討する。彼のいう「社会システム」は、複数の人々の「行為」の秩序だったまとまりであり、その要素となる行為を担う人々、つまりそのシステムの参加者＝成員に「地位」とそれに対応する「役割」を割り当てる。それは、こうした地位と役割のネットワークとして構造化されているのである。したがって各成員が、各自の地位に相応しく振る舞うこと、つまり各自の役割を演じることで、行為の秩序だったまとまり（＝社会システム）が成立する（Parsons 1951＝1974: 32）。

パーソンズのいう社会システムには、二タイプある。一つは「長期の存続に必要な機能要件を内部の資源で賄っている」[2]、つまり自足的な社会システムである。これは「社会」または「全体としての社会（society as a whole）」、である。もう一つは「全体としての社会」のサブシステムである「部分社会システム」である（Parsons 1951＝1974: 25）。本章でいう「社会」または「一国の社会」は、彼のいう「社会」または「全体としての社会」に近い[3]。

パーソンズは、社会システムの存続という観点から、当該システムの成員の病気を対処すべき問題として位置づける。病気は「社会的役割の効果的遂行を難しくする」心身の不調であり、あまりにも多くの成員が病気である社会システムは、それを構成している諸々の役割を担える人々を欠くことになる。そうなるとその社会システムの存続も危うくなる。特に外部から役割の担い手を調達しにくいシステム、例えば「全体としての社会」は、その危険性が大きい。したがってある程度存続している「全体としての社会」には「病気のコントロール、大まかにいえば病の最小化に対する機能的関心」があり、その「関心」に応える仕組みもあると推測できる（Parsons 1951＝1974：425-426）。

パーソンズは「近代医療の実践」を近代社会における「病気のコントロール」の仕組みとして位置づける。近代医療は「「疾病」のコントロールにおける科学的知識の応用」を中心に「組織化された」活動である。しかし近代医療といえども、それだけで病気をコントロールできるわけではない。というのも病者は、医療を利用する（つまり患者になる）とは限らないからである。「民間医療」や「非正統的医療」と呼ばれる近代医療以外の医療を利用するかもしれないし、そもそもどのような治療も受けないかもしれない。近代医療を病者に強制するか、病者が自発的に利用しない限り、どのような技術も「病気のコントロール」に寄与できない（Parsons 1951＝1974：427-429）。

パーソンズによると、この点で近代医療を補うのが、病者に割り当てられる特別の地位と役割、つまり制度化された「病者の役割（sick role）」（「病人役割」と訳されることが多い）である。「病者の役割」を制度化している社会システムでは、病者は、次のような認識に基づいて扱われる。①病者は「病気の特性や深刻さに応じて、通常の社会的役割の責務」を「免除」される。病者の周囲の人々は、こうした「責務の免除」を認めなければならない。②病者は、病状を意のままにはできない。病者の周囲の人々は、このことに配慮しなければならない。例えば病気になったことで病者を責めてはいけない。③病者は「病気はそれ自体望ましくないという定義」を受け入れ、「「回復」を望むという義務」がある。④病気の特性や病状次第では、病者は医師の診療を受け、回復するまで医師の指示に従い、協力する義務がある（Parsons 1951＝1974：432-433）。

ではこのように制度化された「病者の役割」は、どのように病者を医療の対象者（＝患者）となるよう促すのか。①②で指摘した病者に与えられる権利または特権は、病者が通常の役割から離脱し、医療を利用することを容易にする。仮に通常の責務が免除されなければ、あるいは病状は患者の意のままになると考えられていたのであれば、病者が医療を利用することは難しいだろう。③④で指摘した病者に課せられる責務もまた、病者を医療へと導く。③の責務は、病者が治療を受けることを望むことを促し、④の責務は、病者が医師による医療を受ける、つまり患者になるよう促す。これらの責務を果たさない病者は、周囲の人々からとがめられることになる（Parsons 1951＝1974: 435-442）。

パーソンズの見解は、数多くの批判を浴びてきた。進藤雄三によると、ここで言及した病者をめぐる論点の経験的妥当性に関するものに限っても、次のような批判がある。[4] ⓐ病気のタイプによって病気に対する反応は異なるという指摘、ⓑ病気に対する人々の多様な反応を無視しているという指摘（「中産階級」の描写として妥当だが、「貧困階層」には妥当しない部分が多いという指摘も含む）、そしてⓒ患者が医師の指示に従うという構図は、近年の医療をめぐる状況の変化とともに実情にそぐわなくなっているという指摘がある（進藤 1990: 93-96）。[5] しかしこれらの批判の大半は、パーソンズの見解を全否定するのではなく、部分的にはその経験的妥当性を認めつつ、その限界を指摘している。その意味で彼の見解は、近代社会における医療と病気のモデルとして妥当性を認められているといえよう。

病気行動

パーソンズが視野の外においたものの一つは、病気に対する人々の反応の多様性である。このような多様性はどのように記述・説明すれば良いのか。この問いに医療の利用と不利用に焦点をあわせて答え

ようとしたのが、病気行動論である。(6)

病気行動論の古典であるE・サッチマンの論考（Suchman 1965b）を検討する。彼は、D・メカニックとE・フォカートに依拠しつつ「病気行動（illness behavior）」を「痛み、不快感、その他の器官の機能不全の徴候を認知した人が、症状を知覚し、評価し、働きかけるやり方」（Mechanic and Volkart 1961: 52）と定義し、病気行動を五つのステージに分けてモデル化する。このモデルでは、病者は、①「症状を経験するステージ」、②「病者の役割を引き受けるステージ」、③「医療ケアと接触するステージ」、④「依存的な患者役割のステージ」、⑤「回復またはリハビリテーションのステージ」を順に経験する。ただし必ずしも病者（より正確には「器官の機能不全の徴候を認知した人」）全員が、これらのすべてを経験すると仮定されているわけではない。各ステージでは固有の判断または「意思決定」が行われ、原則としてそこで特定の選択をした人だけが次のステージに進むというモデルである。すなわち①では「どこかが悪い」という判断を下した人だけが②に進む。②では、自らは「病気であり、専門的ケアを必要とする」という判断を下した人だけが③に進む。③では「専門的な医療ケアを探すという意思決定」をした人だけが④に進む。④では、「医師にコントロールを委ね、処方された処置を受け入れ、従うという意思決定」をした人だけが⑤に進む。⑤では「患者役割を辞めるという意思決定」をした人だけが、すべてのステージを終える（Suchman 1965b: 114–116）。

その上でサッチマンは、各ステージでは、それぞれ様々な要因が病者の意思決定を左右すると想定し、調査に基づいてそうした要因を同定する。彼は、例えば①「症状を経験するステージ」では症状に関する病者自身の知覚を、②「病者の役割を引き受けるステージ」では、親密な他者（家族、友人など）とのコミュニケーションをそうした要因として指摘している（Suchman 1965b: 117–120）。

「素人参照システム（lay referral system）」を提示したＥ・フリードソンの著作もまた、病気行動論の古典、または先駆的業績として位置づけられるだろう。彼は「病気行動」をキータームとはしていないものの、医療の利用と不利用に関して、自身が行った調査に基づき次のような見解を示している。人は心身の不調を経験しても、ただちに自らを病気と見なすわけではないし、医療を利用するわけでもない。多くの人々は、身近な人々にどうすれば良いのかを相談し、その上で自らの行動を決めている。誰に相談するのかは、その人がどのようなコミュニティで生活しているのかに、また相談の結果、どのような行動が選択されるのかは、相談相手が身に付けている当該のコミュニティの文化がどのように心身の不調や病気をとらえているのかに左右される。このように構造化された相談と行為選択のプロセスが「素人参照システム」である。人がどのように心身の不調に対処するのかは、第一に病気をめぐる「医師の文化」とローカルなコミュニティの「文化の一致の度合い」、すなわち病気やその治療方法などについての認識の「一致の度合い」と、第二に「症状を最初に知覚してから、専門家〔＝医師〕に相談することを決めるまでに利用される」医師以外の「素人の相談者」の数の関数である。医師とローカルなコミュニティの「文化の一致の度合い」が高いほど、また「素人の相談者」が少ないほど、人々は医療を利用するよう促される（Freidson 1960: 377.〔　〕内は引用者による補足、以下同じ）[7]。

フリードソンの「素人参照システム」論には、病者の行動は、社会構造上のどこで活動しているのか、そこでどのような病気をめぐる文化に触れ、身に付けてきたのか、また病気について誰（すなわちどのような文化を身に付けた人）と相互作用するのかに左右されるというアイディアが示されている。これは社会構造上の位置が文化や相互作用を媒介に病者の行動を左右するというモデルでもある。このモデルは、病気行動論に継承されている。サッチマンは、先に検討した論文と対になる論文では、「社会集団の構造」が病気行動を左右する要因の一つであることを指摘している（Suchman 1965a: 13-14）。

ここまで紹介してきたサッチマンやフリードソンのモデルは、病気行動論の共有財産である。これらのモデルに基づいて病気行動の多様性を記述または説明する研究が蓄積されてきた。(8)

病者の生活・人生

病気行動論は、医療を利用するか否かに注目して、病気に対する人々の反応の多様性を記述・説明するが、その際、病者の生活・人生の多様性の大部分は視野の外においている。病者の生活・人生に注目してきたのは、主に長期にわたり患う人々、つまり「慢性病（chronic illness）」者の生活・人生の調査研究である。

A・ストラウス（とその共著者）による古典的著作（Strauss et al. [1975]1984＝1987）は、『慢性病と生活の質（*Chronic Illness and the Quality of Life*）』というタイトルにあるように、慢性病者の「生活の質」はどのようなものかを問う。この問いに答えるにあたりストラウスは、慢性病を単なる「慢性疾患（chronic disease）」すなわち長期にわたる心身の不調以上のものとして概念化する。慢性病を、慢性疾患が直接・間接に病者とその周囲の人々に突きつけてくる問題、そしてそうした問題を解決する試みを含む事象としてとらえているのである（Strauss et al. [1975]1984＝1987: 14-20）。

ストラウスのモデルの核となるのは、次の二つの仮定である。ⓐ慢性病者とその周囲の人々は、慢性疾患という心身の不調が直接・間接に引き起こす様々な問題に直面する。ⓑこれらの問題に対処するためには、病者と周囲の人々が何らかの「戦略」を共有し、その戦略に基づいて自分たちの活動を改めて「配列（arrangement）」する必要がある。ⓐの様々な問題とは、①「医療上の危機の予防、およびそれが生じたときのマネジメント」（ここで「医療上の危機」とは、例えば最悪の場合死にいたるような病状の悪化である）、②「症状のコントロール」、③「処方された療養法（regimen）の実施、および療養法を実施するときに生じる問題のマネジメント」、④「他者との接触が減ることにより生じる社会的孤立を予防すること、またはそれを耐え忍ぶこと」、⑤「悪化であれ、寛解であれ、疾患コースにおける変化（＝病状の変化）への適応」、⑥「さまざまな「物事」を行う際に中心となる資源」（Strauss et al.［1975］1984＝1987：26）である身体が慢性疾患により損なわれた状態で日々の生活を「正常」に保つための努力、すなわち「他者との相互作用ならびにライフスタイルの正常化（normalization）の試み」、⑦「医療費を支払い、部分的または全面的な失業にもかかわらず生活するための資金調達」、⑧「付随する心理的問題、配偶者との関係における問題、家族との関係における問題に直面すること」である（Strauss et al.［1975］1984＝1987：21-23）。

ストラウスのモデルの特性は、パーソンズのモデルと比較することで際立つだろう。制度化された「病者の役割」をめぐる前述のパーソンズのモデルでは、「病者の役割」もそれ以外の役割もその内容は固定されている。社会システムの成員は地位に応じて割り当てられた役割を演じるか演じないかである。パーソンズは、成員たちが役割の内容を変更する可能性を理論的に否定してはいないが、実際の病気または医療の分析ではこの点は捨象されている。これに対してストラウスは、役割の内容を固定したものではなく可変的なもの、より正確には相互作用を通じて役割は再定義されるものと仮定する。(9) ストラウスのいう「配列」は、相互作用を通じて再定義された役割の布置であり、「戦略」は役割の再定義をする際の枠組みとなる共通認識である。ストラウスのモデルは、パーソンズのモデルでは視野の外におかれる事象、すなわち慢性疾患によって生じる生活上の問題に対処すべく、病者とその周囲の人々が相互作用する中で、役割が再定義され、再定義された役割が遂行されるプロセスを視野に入れている。

このような役割の再定義プロセスを抜きに慢性病者の生活・人生は語れないだろう。というのも慢性病は長期にわたるために、病者は、しばしば従来の地位に留まり、その役割を遂行しなければならない。しかし「さまざまな「物事」を行う際に中心となる資源」つまり「身体それ自体」(Strauss et al. [1975] 1984 = 1987: 26)の機能がしばしば損なわれるため、従来通りの役割遂行は難しくなる。病者とその周囲の人々は、当該の役割の内容について再考し、今後どうすべきかを交渉しなければならなくなるからである。

ストラウスのアプローチは、病者の生活・人生の多様性の記述に向いている。しかし誰がどのような生活・人生を送るのかを説明することには、必ずしも向いてはいない(Bury 1982: 168-169)。M・ビュアリーは、このようにストラウスの議論を評価した上で「伝記の破綻(biographical disruption)としての慢性病」という視点を提示する。彼は、慢性病者の生活・人生の多様性を説明するためのモデルを提示することを試みたのである。[10] ビュアリーのモデルの概要は、次の通りである。

①慢性病は「伝記の破綻」を伴う。人は、通常、自己の過去・現在・未来に関して納得できるストーリー、つまり自らの伝記を構築し、そのストーリーに沿って日々の生活を送ることで、はじめて不安や恐怖を持つことなく生きられる。しかし慢性疾患に伴う心身の不調(しばしば痛みなどの苦痛、身体の機能不全を伴う)が、発病以前に構築された伝記に沿って生活・人生を送ることを阻む。こうした経験が「伝記の破綻」である。伝記が破綻すると、その人は、不安や恐怖やそこから派生する感情に悩まされるようになる。「伝記の破綻」は、それ自体が苦しみなのである。[11]

②「伝記の破綻」から回復するためには、伝記となるストーリーを再編成し、自らの生活・人生を再

構築しなければならない。ストーリーの再編成に際しては、認知的な資源、すなわちどのようにストーリーを組み立てれば良いかに関する手がかりが必要である（Bury 1982: 172-175）。また新たな伝記にあわせて生活・人生を組み立てるためには、物質的な資源（痛みや身体の機能不全に配慮して、職場や家族から提供される便宜も含む）が必要である。これらのものは、例えば「職業や社会階級」によって不均等に配分されている（Bury 1982: 175-178）。

③病者が利用できる認知的・物質的資源の布置が、病者がどのように伝記を再編成し、生活・人生を構築するのかを左右する。これらの布置（おそらく社会構造を反映している）は、病者の生活・人生のバリエーションを少なくとも部分的には説明するのである（Bury 1982: 180）。

ストラウスやビュアリーの提示したモデルは、その後の慢性病研究に視点を提供した。彼らのモデルを手がかりに数多くの慢性病研究は蓄積されていったのである[12]。

2　日本における病者と患者

近代社会における病者の行動

１節で概観した病者と患者の社会学的モデルの最大公約数を求めるなら、近代社会では、病者が病状に応じて近代医療を利用すること（すなわち患者として医師の診療を受けること）が病者の一般的な行動となるという命題になるだろう。右の命題は、まさに１節で紹介したようにパーソンズが「病者の役割」に関して主張したこと（の一部）であり、病者の行動の多様性を強調する病気行動論や慢性病研究もまた前提としている認識である[13]。

現代日本にも、この命題はある程度妥当する。平成二二（二〇一〇）年の国民生活基礎調査から、人々が心身の不調にどのように対処しているかを検討しよう。この調査は、病気やけが等で自覚症状があると回答した人々（人口千人当たり三二二・二人、入院者は含まない）に対して、最も気になる症状についての対処行動を尋ねている。その結果は、病院・診療所に通っている（つまり近代医療を利用している）人は五三・四％、あんま・はり・きゅう・柔道整復師（施術所）にかかっている人は八・四％、売薬を飲んだりつけたりしている人は一九・七％、それ以外の治療をしている人は三・四％、何も治療をしていない人が二二・四％であった。どのような行動をとるかは、自覚している症状により異なるが、例えば最も気になる症状が「熱がある」の場合、病院・診療所の利用者の割合は六九・五％であり、「頭痛」の場合は三六・一％である。右の調査結果は、心身の不調を認知した場合の対処として、近代医療の利用が、ある程度普及していることを示している(14)。

日本社会では、いつどのように近代医療の利用が病者の行動として普及していったのか。本節では、この問いに答えることを通じて、日本における病者と患者を描く。その際、国家が、病者をどのように位置づけていたのかに注目する。というのも近代医療は「国家の大規模な関与」（黒田 2005: 149）により支えられており、実際、日本における近代医療の導入や展開に国家が深く関与してきたからである。

明治・大正・昭和初期の病者と患者

日本社会への本格的な近代医療の導入は、明治維新以後に始まる。明治七（一八七四）年、明治政府は「医制」を発布する。その目的は、先に「頒布された学制と相まって西洋医学（本章の枠組みでは近代医学）に基づく医学教育を確立し」、「こうして築かれた医学教育の上に医師開業免許制度を樹立し、近代的薬剤師制度及び薬事制度を確立」することにあった（厚生省医務局編 1976: 14）。

しかし近代医療の利用がただちに普及したわけではない。美馬達哉は、昭和一〇年代（一九三〇年代後半から一九四〇年代前半）の総力戦体制（後述）の構築以前の近代医療の対象者について次のように指摘している。「明治維新以来の日本における近代医療は急性伝染病対策を除けば、一部の裕福な人びとと工場労働者と兵士を主たる対象としており、一般国民にはほとんど無縁な社会的に限定された実践であった」（美馬 1998: 124）。近代医療の「対象」者ではなく利用者となると、さらに少なくなる。このことに関連して三点指摘できよう。

①急性伝染病対策では、コレラの罹患者の避病院の収容に典型的に見られるように、しばしば病者の強制的な隔離が行われた。こうした隔離は、避病院を攻撃した「コレラ一揆」の発生に見られるように、必ずしも人々から正当と見なされていたわけではない（美馬 1995: 72-73）。避病院などに隔離収容された病者（＝患者）は、近代医療の対象者かもしれないが利用者ではないだろう。

②兵士は、いち早く近代医療の対象者となった。明治政府は、近代的な軍事力の創出・保持を国是としており、近代医療はそうした軍事力に必須の要素と見なされていたからである。しかし近代的な軍隊は、E・ゴッフマンのいう「全制的施設（total institution）」すなわち「同じような境遇の多くの個々人が、長期にわたり広い社会から切り離されて、共に閉じ込められ、フォーマルに管理されて全生活を送る場」（Goffman [1961]1991: 11）により構成されており、兵士の大半は収容・管理の対象者である。そうした状況にある人々が医師の診療を受けても、それを近代医療の「利用」とはいえないだろう。

③医療費は高額であり、「一部の裕福な人びと」以外は、近代医療の利用は不可能ではなくても難しかった。[15] こうした状況下、工場・鉱山労働者に対しては社会保険として医療保険を導入することで、近

代医療の利用を促す政策がとられた。大正一一（一九二二）年の健康保険法の公布である。同法は、被保険者の疾病、負傷、死亡、分娩を業務上か否かを問わず保険事故としており、保険事故が生じた際の医療費を一定の範囲で給付することを定めていた（厚生省医務局編 1976：221-227）。実際の給付が始まるのは昭和二（一九二七）年だが、この保険制度は工場・鉱山労働者の医療の利用を促進したと考えられる。ただしこの保険制度がカバーしていたのは、当時の国民の一割未満にすぎない。

総力戦体制と病者と患者

「総体としての「国民」の健康という問題設定」（美馬 2003：182）が浮上し、国民の大半を近代医療の対象とする仕組みが整備されていくのは、昭和一〇年代（一九三〇年代後半から一九四〇年代前半）の「総力戦体制」すなわち「一国のすべての国民と物的資源を有機的かつ有効に組織、統制、動員し、現代戦争を遂行するために必要な一元的戦争指導体制」（木坂 1998）の構築プロセスにおいてである。前項で引用した部分に続けて、美馬は次のように指摘している。「第二次世界大戦下の総力戦体制のなかではじめて、医療はこうした限界を打ち破り、理念としては人口全体を対象とする「国民医療」となり、国家装置の不可欠の要素として組み込まれた」（美馬 1998：124）。

ここで注目すべきは、社会保険方式の医療保険の拡充である。大正一一（一九二二）年公布の健康保険法は「個人の傷病を集合的リスクとしてとらえ、〔傷病の可能性が現実化したときには〕補償の提供という枠組みで処理する「保険」テクノロジー」を、工場・鉱山労働者という国民のサブグループに限って適用する仕組みを構築した。総力戦体制下の医療保険をめぐる政策は、こうした保険テクノロジーを「「国民」総体に拡大したシステム」（美馬 2003：185）とすることをめざした。例えば昭和一三（一九三八）年施行の国民健康保険法は、農山漁村の人々を被保険者とすることを狙いの一つとしていた。昭和一七（一九四二）年に同法は改正されて、任意設立・任意加入であった各地域の国民健康保険組合は、実質的に強制設立・強制加入となった。この他にも、昭和一四（一九三九）年の職員健康保険法と船員保険法の制定、同年の健康保険法の改正などにより、被用者保険の拡大が図られた（厚生省医務局編1976: 317-324）。こうして昭和一八（一九四三）年には「経済的実態はともかく……加入率は推計70％以上に達し」たのである（美馬 1998: 117）。

総力戦体制下に構築された医療保険制度の延長上に、戦後から現在にいたる医療保険は位置づけられるだろう。昭和三六（一九六一）年のいわゆる「国民皆保険」の達成は「「保険」テクノロジーを「国民」総体に拡大したシステム」（美馬 2003: 185）が全面開花したことを意味している。医療保険制度はその後、様々に変更されているが、右の「システム」の変更は（今のところ）ない。この「システム」は、現在も多くの人々が近代医療を利用できる状況を、特に経済面で支えている。

3　病者と患者の現状

確率論的病因論の台頭

本節では、現在生じている病者と患者の変化に注目する。1節で提示したモデルを修正または拡張することで、これらの変化を論じるための視点を提示する。

まず医学研究における病因論の変化に注目する。佐藤純一によると、二〇世紀後半、医学研究の有力な考え方として「特定病因論」に加えて「確率論的病因論」が現れた。「特定病因論」は、ある単一の要因が病気の原因として特定でき、それをコントロールすることで病気が治るという考え方である。一九世紀末に現れた「細菌学説」は、特定病因論に基づいており、病気の原因となるのは細菌であり、体内の細菌を撲滅することで病気は治療できると考える。こうした認識に基づき、数々の感染症の「特効薬」(抗生物質、ワクチンなど)が開発されてきた。しかし二〇世紀後半にクローズアップされたがん、心疾患、糖尿病などの非感染性の病気の多くに対しては、このような「特効薬」は開発できていない。こうした中で台頭してきたのが「確率論的病因論」である。この病因論は、様々な危険因子の複合的作用で病気が生じるという認識に基づく。ここから導かれる病気を抑制する戦略の一つは、危険因子の一部をコントロールすることで発病リスクを最小化するというものである(佐藤 1995: 74-76)。

このような病気の抑制戦略の導入に伴う変化を二つ指摘できる。第一に、パーソンズのモデルでは、病者は病気であることに対して責任は問われない(すなわち周囲の人々は病気であることを責めない)と仮定されていたが、こうした仮定が妥当しない状況が現れる兆しがある。制度化された「病者の役割」の浸食である。確率論的病因論に基づく病気の抑制戦略の一つに、ライフスタイルのコントロールを通じて病気の発生を抑制するというアプローチがある。一九九〇年代の日本では「生活習慣病」というカテゴリーが発明されたが、その前提にあるのは個々人が適切なライフスタイルを選択することで病気の発生を抑制できるという認識である。この認識は、病者に対する「犠牲者非難」に転化しうる。こうした転化を支えるのは、次のような論理である。Aさんが病気になったのは、健康的なライフスタイルを選ばなかったからだ。自分で選んだことなのだから病気になったことの責任を、Aさんは負うべきであるという論理である。仮にこうした論理が支配的になれば——どこまで支配的になるかは現時点では予測が難しい——、パーソンズ的な「病者の役割」(Parsons 1951＝1974: 432-434)と異なる「病者の役割」

が制度化されることになるだろう（佐藤 2001: 122–124）。

第二に、１節で概観したモデルでは、病気は病者の心身の不調を伴うものと仮定されていたが、こうした仮定が妥当しない病気が現れつつある。確率論的病因論に基づく病気の抑制戦略が確立されると、今度は危険因子それ自体が病気として定義されることが生じる。例えば虚血性心疾患などの危険因子とされた高いコレステロール値は、単なる危険因子ではなく、「高脂血症」という病気として再定義された。高脂血症は、それ自体が不調や苦痛や逸脱行動を引き起こすわけではなく、また死をもたらす（虚血性心疾患はともかく、高脂血症それ自体で死ぬことはない）わけでもなく、他の病気の危険因子であるという理由だけで病気とされている、従来なかったタイプの病気である（佐藤 1999: 8–12）。このような新しいタイプの病気は、新しいパターンの病気行動の出現を伴うだろう。例えば高脂血症を患う人の場合、心身の不調や苦痛があって医師の診察を受け、そこで病気と認定されるというサッチマンのモデルは当てはまらない。健康診断などで病気とされる検査値が出た人は、病者として治療を受けるよう促される。これに従う人は、不調や苦痛の経験とは無関係に検査値に基づいて自らを病気と見なし、検査値に示される危険因子のコントロールを試みる（服薬や生活習慣の変更など）のである。(16)

「患者の自律」の強調

社会システムに病者と患者を位置づけたパーソンズのモデルは、制度化された「病者の役割」には患者として医師に従う責務が含まれると仮定している。ただし必ずしも制度化された「病者の役割」の通りに病者が行動しているわけではないことは、病気行動論などが指摘している通りである。加えて二〇世紀後半、とりわけ一九七〇年代以後になると、こうした制度化された「病者の役割」において「患者の自律」が強調されるようになってきた。以下に示すように、米国をはじめとする「先進国」で、誰の診療を受けるのか、どのような診療を受けるのかなどの選択は、患者の権利であり、義務でもあると主張されるようになり、そうした主張が制度化されるようになってきた。

「患者の自律」の制度化として、医療へのインフォームド・コンセントの導入を指摘できる。「インフォームド・コンセント」とは、治療にかかわる情報、すなわち診断、治療内容、治療を受けた場合の予後（例えば予測される利益・危険）、治療を受けない場合の予後、あるなら代替選択肢とそれを選んだ場合の予後などの情報を伝えられた上で、患者が治療を受けることに同意することである。「インフォームド・コンセントの制度化」は、治療（正確には侵襲的な処置）を行う際に、患者からインフォームド・コンセントを得ることが医師の義務になることを指す。米国では、一九五七年のサルゴ判決を嚆矢として、インフォームド・コンセントの制度化が始まる。まず判例法の上で、そして一九七〇年代になると成文法の上で、患者からインフォームド・コンセントを得ることが医師の義務となった。日本の場合、司法がこれを医師の義務と見なすようになるのは一九七〇年代のことである。一九九七年の医療法の改正の際に、医療者の努力義務となった。ただしこうしたインフォームド・コンセントの制度化が、実際の患者の行動をどこまで変えたのか、すなわちどこまで患者が自律的に振る舞うようになったのかに関しては議論の余地がある。「何も変わらなかった」（Faden and Beauchamp 1986）という指摘もある。[17]

「消費者としての患者」という観念もまた「患者の自律」と親和的である。この観念は、医療サービスも商品であり、患者は他の商品を選ぶときと同じように、医療サービスやその提供者（医師や医療機関）を比較考量し、選び、選んだ医療サービスが気に入らなければ他をあたる存在であると位置づける。「消費者としての患者」の制度化は、米国を中心に進められてきた。例えば一九九七年の米国のＦＤＡ

(Food and Drug Administration, 食品医薬品局) の医薬品の広告に関する規則の改定である。この改定により「薬の目的外使用の販売促進が許容され、また消費者に対しては特にテレビによる直接の宣伝が促進された〔改定以前にもテレビによる宣伝は可能だったが、様々な制約があった。それが大幅に緩和された〕」。この改定には、患者は医薬品の消費者であるという前提があり、患者という消費者が医薬品の処方という医療サービスを選択するための情報にアクセスする手段を拡大するという目的が（少なくとも表向きは）あった。同時にこの改定は、製薬産業の利害関心に適っていた。というのも製薬会社は、広告を通じて自社製品への欲望を喚起し、その消費へと誘うことが容易になるからである。実際そうしたアプローチで製薬産業は、落ち込んだ気分や不安を薬物治療の対象として改めて定義することで向精神薬の市場を開拓し、性的能力を高めるためのバイアグラの使用に対する需要を高めたといわれる (Conrad 2005: 4-7)。

日本の状況はどうか。日本では製薬会社による医薬品、特に医師の処方を必要とする薬の広告は米国より厳しく制限されている。ただし、日本でも広告が全面的に禁止されているわけではない。商品名を出さずに、特定の病気について治療薬があることを示したり、受診を勧めたりすることは可能である。こうした広告を利用して、患者を消費者としてマーケティングの対象とするという事態が進みつつある可能性は否定できない。

「医療をめぐる社会運動」の展開

現在進行中の病者と患者をとりまく状況の変化としては、病者、患者またはその関係者による集合的な活動の広がりが挙げられる。そうした活動としては、例えば病者が集まる「患者会」、その家族による「家族会」、患者であれ、家族であれ、類似の困難を抱えた当事者が集まってその困難に対処することをめざす「セルフヘルプ・グループ（Self Help Group, 以下ＳＨＧ）」など様々である。日本では、二〇世紀後半になり、このような活動が顕著になってきている[18]。

集合的な病者やその関係者の活動は多様であり、パーソンズの「病者の役割」論をはじめ、ここまで本章で紹介してきたモデルではとらえきれない。そこで、ここでは本郷正武にならい「医療をめぐる社会運動」として位置づけることを提案したい。「医療をめぐる社会運動」は「病を個人的な事象として回収するのではなく、政治的・社会的な問題として広く世に問う試み」である。この「試み」のうち「われわれ意識（we-consciousness）を持った集合体」により担われ「一定程度組織化されて」おり「既存の社会システムに変革を迫る」集合的な活動が「医療をめぐる社会運動」である（本郷 2010: 160）。

「医療をめぐる社会運動」には様々な方向性がある。「外」に向けて意識や制度変革を求める方向性に限っても、以下に見るように多彩である。病者の処遇を改善することを訴える方向性、特定の病気の早期発見・早期治療を訴える方向性（例えば乳がんをめぐるピンクリボンキャンペーン）、病気の原因や責任の帰属を争い、企業、国家などに病気に対する対策や補償を訴えるという方向性（例えば水俣病をめぐる運動、スモンやサリドマイドの薬害、薬害Ｃ型肝炎や薬害ＨＩＶをめぐる運動）、病者に付与されているスティグマの払拭をめざす方向性（例えば薬害ＨＩＶをめぐる運動は、エイズ患者に付与される負のイメージの転換もめざしていた）などがある（本郷 2010: 160–161）。医療化、すなわち医療が対処すべき問題領域の拡張を推進する運動（なお医薬品の市場拡大をめざす製薬企業の支援を受けている運動もある）もあれば（Conrad 2005: 8–9）、反対に同性愛を病気ではなくライフスタイルの一つとして位置づけることにある程度成功した米国の同性愛者の運動のように、脱医療化をめざす運動もある（Conrad and Schneider［1980］1992＝2003: 172–214）。「アクトアップ（AIDS Coalition to Unleash Power）」をはじめとするエイズアクティヴィストのように、特定の病気の治療技術（この場合は抗ＨＩＶ薬）の研究・開発の手法の改善や促進、その成果へのアクセスの改善を訴えるものもある（美馬 2007: 64-70）。

「医療をめぐる社会運動」は、「内」に向けては参加者の「自己変革」を促すという方向性を持つこともある。ＳＨＧの活動は、こうした自己変革の方向性を濃厚に有している。ＳＨＧでは、同じ困難を抱えた人々が集まり、自己を変えることで、その困難に対処しようとしている。アルコール依存者の集まりであるＡＡ（Alcoholics Anonymous）や断酒会、あるいはＡＡをモデルとする薬物依存などの依存や嗜癖をテーマとするＳＨＧは、よく知られている。死別体験などの心的外傷や、依存・嗜癖以外の困難をテーマとするＳＨＧもある。通常、こうしたＳＨＧでは「『言いっぱなし、聞きっぱなし』『ミーティングで聞いたことは口外しない』という大きく２つのルールにより、ふだんは押さえつけている自分の気持ちや心の叫びを安心してさらけ出し、それを受け止めてくれる仲間と出会うことが可能になる」（本郷 2010: 163）。こうした語ること、聞くこと（聞いてもらうこと）を通じての自己の変化を通じて、その人が直面している困難を和らげることを、こうしたＳＨＧの活動はめざしている。

多様な病者やその関係者の集合的活動を、どこまで「医療をめぐる社会運動」というモデルでとらえられるかは、検討の余地がある。この点を含めて、病者らの集合的活動を調査・研究することは、今後の社会学の課題である。

注

（1）なお富永健一は「科学および科学技術の制度化がすすみ、それらが自律的に進歩するメカニズムが社会システムのうちにビルトインされていること」を「近代的なもの」の要素の一つとして指摘している（富永 1990: 31）。近代医療は、まさにこの意味で「近代的なもの」の一つに数えられるだろう。

（2）本章での引用では、邦訳があるものに関しては訳を参考にしたが、改訳した部分もある。

（3）今日では、パーソンズのいう「全体としての社会」は、厳密にはおそらく全地球規模でしか成立しないだろう（厚東 2011: 85-89）。

（4）直接パーソンズに向けられた批判ではないが、医療の技術的有効性、特に「社会的な有効性」、例えば当該社会における「病気が発症した場合の治癒率の上昇や、その病気で死ぬ人（死亡率）の低下」（佐藤 2001: 93）に示される有効性に関して懐疑的な論者も少なくない（佐藤 2001: 100-108）。

（5）ⓐⓑⓒの三つの批判のうち、ⓐに関しては、E・フリードソンのタイポロジー（Freidson［1970］1988: 224-243）を参照のこと。ⓑに関しては次項で、ⓒに関しては3節で論じる。

（6）進藤雄三は、「病気行動論」を「病状の知覚から受診にいたる一連の行動過程における個人的変異を被説明変数として設定し、当事者の知覚・解釈・意思決定といった主観的要素によって説明しようとする試み」と位置づけている（進藤 1990: 107）。本章の位置づけも、これに倣っている。

（7）フリードソンによると実際には二つの変数は相関しており、「文化の一致の度合い」が高いと「素人の相談者」の数は少なくなる（Freidson 1960: 377）。

（8）病気行動論の展開に関しては、進藤 1990: 107-118, Young 2004 を参照のこと。

（9）Strauss et al.［1975］1984 では「役割」という用語は使われていない。ここではパーソンズとの対比のために、あえて「役割」という用語を用いて、ストラウスの議論を再構成している。

（10）「伝記の破綻」に注目した慢性病研究の展開については、Williams 2000 を参照のこと。

（11）ビュアリーは、A・ギデンズに理論的に依拠している。ビュアリーによると慢性病における「伝記の破綻」は、ギデンズのいう「危機的状況（critical situation）」の一種である（Bury 1982: 169）。ギデンズは、「危機的状況」にある人は、心理面では「不安または恐れ」にさいなまれ、暗示にかかりやすくなり、「退行的」に振る舞いやすくなると指摘している（Giddens 1979: 126）。

（12）慢性病研究の概観としては、Bury 1991, 楠永・山崎 2002 を参照のこと。

（13）病気行動論は、近代医療の利用／不利用を主題としており（進藤 1990: 107）、慢性病研究は、病者が近代医療と関わりつつ、どのように生活・人生を組み立てていくのかを記述・説明する。前述のストラウスもビュアリーもそうしたアプローチをとっている（Strauss [1975]1984, Bury 1982）。

（14）「非正統的医療」や「民間医療」と呼ばれる非近代医療（この調査では「あんま・はり・きゅう・柔道整復師」や「その他の治療」が対応する）の利用者も、まず近代医療を利用し、それでは満足できないから非近代医療を利用しているという調査結果がある（黒田 2000: 160-161）。

（15）ただし一九三八年から一九三九年に東京市滝野川区で三五四世帯二二一五人を対象に行われた「滝野川健康調査」によると、調査対象者の回答した傷病エピソード四一五九件のうち一五七三件で医師が利用されている。このことに関して、同調査を改めて分析した歴史学者の鈴木晃仁は、次のように論評している。「滝野川健康調査は、風邪や頭痛はもちろんのこと、ちょっとした切り傷やしもやけにいたるまで、およそ考えられる限りのあらゆる病気と怪我に対する対応を記録した調査であることを考えると、三分の一弱のエピソードが医者にかかっていたという数字は直感的にいって意外に多いというべきであろう」（鈴木 2008: 146）。なお同調査に関しては、鈴木 2004 も参照のこと。

（16）この点に関しては「リスクの医学」をめぐる美馬の論考（美馬 2003: 190-192, 2012: 29-67）も参照のこと。

（17）この点に関しては、土屋 1998 を参照のこと。また制度化のいきさつに関しては、中川 2010 を参照のこと。

（18）日本の「患者団体」の現状に関しては、的場 2001 を参照のこと。

参考文献

Bury, M. 1982 "Chronic Illness as Biographical Disruption", *Sociology of Health & Illness*, 4(2): 167–182

Bury, M. 1991 "The Sociology of Chronic Illness: A Review of Research and Prospects", *Sociology of Health & Illness*, 13(4): 451–468

Conrad, P. 2005 "The Shifting Engines of Medicalization", *Journal of Health and Social Behavior*, 46(1): 3–14（＝2006 進藤雄三・松本訓枝訳「医療化の推進力の変容」森田洋司・進藤雄三編『医療化のポリティクス――近代医療の地平を問う』学文社，pp. 3–27）

Conrad, P. and Schneider, J. W. [1980]1992 *Deviance and Medicalization: From Badness to Sickness*, expanded edition, Temple University Press（＝2003『逸脱と医療化――悪から病いへ』進藤雄三監訳，ミネルヴァ書房）

Faden, R. R. and Beauchamp, T. L. 1986 *A History and Theory of Informed Consent*, Oxford University Press（＝1994『インフォームド・コンセント――患者の選択』酒井忠昭・秦洋一訳，みすず書房）

Freidson, E. 1960 "Client Control and Medical Practice," *American Journal of Sociology*, 65(4): 374–382

Freidson, E. [1970]1988 *Profession of Medicine: A Study of the Sociology of Applied Knowledge (with a new Afterword)*, University of Chicago Press

Giddens, A. 1979 *Central Problems in Social Theory: Action, Structure and Contradiction in Social Analysis*, University of California Press

Goffman, E. [1961]1991 *Asylums: Essays on the Social Situation of Mental Patients and Other Inmates*, Penguin（＝1984『アサイラム――施設被収容者の日常世界』石黒毅訳，誠信書房）

本郷正武 2010「医療をめぐる社会運動」中川輝彦・黒田浩一郎編著『よくわかる医療社会学』ミネルヴァ書房、pp. 160–163

木坂順一郎 1998「総力戦」『世界大百科事典　第2版』（電子資料）、日立デジタル平凡社

厚生省医務局編 1976『医制百年史　記述編』ぎょうせい

厚東洋輔 2011『グローバリゼーション・インパクト——同時代認識のための社会学理論』ミネルヴァ書房

黒田浩一郎 2000「民間医療と正統医療の地政学的「関係」」佐藤純一編『文化現象としての癒し——民間医療の現在』メディカ出版、pp. 144–183

黒田浩一郎 2005「病／医療と社会理論」宝月誠・進藤雄三編『社会的コントロールの現在——新たな社会的世界の構築をめざして』世界思想社、pp. 139–156

楠永敏恵・山崎喜比古 2002「慢性の病いが個人誌に与える影響——病いの経験に関する文献的検討から」『保健医療社会学論集』13(1): 1–11

的場智子 2001「現代日本における患者団体の社会学的研究」博士学位論文、奈良女子大学

Mechanic, D. and Volkart, E. 1961 "Stress, Illness Behavior, and the Sick Role," *American Sociological Review*, 26(1): 51–58

美馬達哉 1995「病院」黒田浩一郎編『現代医療の社会学——日本の現状と課題』世界思想社、pp. 59–80

美馬達哉 1998「軍国主義時代——福祉国家の起源」佐藤純一・黒田浩一郎編『医療神話の社会学』世界思想社、pp. 103–126

美馬達哉 2003「身体のテクノロジーとリスク管理」山之内靖・酒井直樹編『総力戦体制からグローバリゼーションへ』平凡社、pp. 168–201

美馬達哉 2007『〈病〉のスペクタクル——生権力の政治学』人文書院

美馬達哉 2012『リスク化される身体——現代医学と統治のテクノロジー』青土社

中川輝彦 2010「インフォームド・コンセント」佐藤純一・土屋貴志・黒田浩一郎編『先端医療の社会学』世界思想社、pp. 157–182
Parsons, T. 1951 *The Social System*, Free Press（=1974『現代社会学大系第14巻　社会体系論』佐藤勉訳、青木書店）
佐藤純一 1995「現代医療思想の病因論をめぐる一考察——病因論再考のためのメモ」『医学哲学医学倫理』13: 70–78
佐藤純一 1999「医学」進藤雄三・黒田浩一郎編『医療社会学を学ぶ人のために』世界思想社、pp. 2–21
佐藤純一 2001「抗生物質という神話」黒田浩一郎編『医療社会学のフロンティア——現代医療と社会』世界思想社、pp. 82–110
進藤雄三 1990『医療の社会学』世界思想社
Strauss, A. L. et al. [1975]1984 *Chronic Illness and the Quality of Life*, Second Edition, The C. V. Mosby（=1987『慢性疾患を生きる——ケアとクォリティ・ライフの接点』南裕子監訳、南裕子・木下康仁・野嶋佐由美訳、医学書院）
Suchman, E. A. 1965a "Social Patterns of Illness and Medical Care", *Journal of Health and Human Behavior*, 6(1): 2–16
Suchman, E. A. 1965b "Stages of Illness and Medical Care", *Journal of Health and Human Behavior*, 6(3): 114–128
鈴木晃仁 2004「戦前期東京における病気と身体経験——「滝野川区健康調査」（昭和十三年）を手がかりに」栗山茂久・北澤一利編著『近代日本の身体感覚』青弓社、pp. 21–51
鈴木晃仁 2008「治療の社会史的考察——滝野川健康調査（一九三八年）を中心に」川越修・鈴木晃仁編著『分別される生命——二〇世紀社会の医療戦略』法政大学出版局、pp. 129–162
富永健一 1990『日本の近代化と社会変動——テュービンゲン講義』講談社

土屋貴志 1998「インフォームド・コンセント」佐藤純一・黒田浩一郎編『医療神話の社会学』世界思想社、pp. 217-241

Williams, S. 2000 "Chronic Illness as Biographical Disruption or Biographical Disruption as Chronic Illness ? Reflections on a Core Concept", *Sociology of Health & Illness*, 22(1): 40-67

Young, J. 2004 "Illness Behavior: a Selective Review and Synthesis", *Sociology of Health & Illness*, 26(1): 1-31

第5章　コメディカル

細田満和子

1　近代医療におけるコメディカル

コメディカルとは何か

本章では、近代以降の欧米先進国（特にアメリカ）と日本におけるコメディカルの基本的特徴とその展開について述べ（1・2節）、今日のコメディカルが抱える課題について、医療社会学はどのような寄与をなしうるかについて記す（3節）。

ところでコメディカルとは何か。日本においてコメディカルとは、一般に医師以外の医療従事者――看護師、薬剤師、診療放射線技師、臨床検査技師、理学療法士、作業療法士など――のことを指している。看護師に関しては、コメディカルに含めるかどうか意見の分かれるところであり、医師と看護師を除いた医療従事者がコメディカルと呼ばれることもある。

かつて、医師以外の医療従事者はパラメディカル（para-medical）と呼ばれていた。しかし、従属的な意味合いを含むパラ（para-）という接頭辞は、医療従事者の間に階層制（ヒエラルキー）があることを暗示してしまうのではないかという批判が持ち上がった。そこで、こうした問題を避けるため、同等の関係性を示すコ（co-）という接頭辞が好まれて、コメディカル（co-medical）という言葉が使用されるようになった。

しかしながら、英語圏ではコメディカルという言葉は通常用いられていない。医療に従事する人々は、health-care worker（保健従事者）や practitioner（実践家）、heath-care personnel（保健従事者）、medical personnel（医療従事者）などと呼ばれている。そして特に physician（医師）以外を指すときには、non-physician health-care worker（非医師保健従事者）、あるいは non-physician practitioner（非医師実践家）などと呼んでいる。

つまり、コメディカルというのは、英語のようではあるが英語圏では使われていない和製英語なのである。しかも、近年ではコメディカルよりも、医療スタッフやメディカルスタッフという呼び方が好まれて使用されている傾向もある。したがって、コメディカルという言葉が将来的に使われなくなる可能性さえある。

以上のことから、本来は、英語圏における医師以外の医療従事者を指すときは、ノン・フィジシャン・ヘルスケア・ワーカーまたはノン・フィジシャン・プラクティショナーと記すべきであるが、煩雑さを避けるために、医師以外の医療従事者については、本章を通じてコメディカルと呼ぶことにする。

医師による専門職支配とコメディカル

近代以前にも医療に従事している職種が存在しており、西洋社会以外でも病気を癒すことを業として行っている人がいたことは、歴史学や文化人類学の知見が示すとおりである。しかし、それらは今日私たちが思い浮かべるような、医師、看護師、薬剤師などといった医療従事者とは、大きく意味合いが異なる。

すなわち、かつては顧客（患者）さえいれば、特に科学知識がなくても医師になれたし、キリスト教の宗教的サービスの一環として、看病の必要な病人の世話をする人が看護師（nurse）と呼ばれていた（Conrad and Schneider 2008: 194-195, Porter 2006: 188）。そして薬草の知識に長けた人が、頭痛や腹痛などといった人々の訴えに応じた薬を煎じ、コミュニティでの信頼が厚い人が、祈りによって病む人を癒してきた（Foster and Anderson 1978＝1987: 93, 101）。

ところが西洋近代社会において、状況は大きく異なってきた。医療における従事者たちが、専門職（profession）という独特の性格を有するようになったのである。専門職というのは、職業一般（occupation）のことではなく、ある特色を持った職業のことを指す（Goode 1957, Brint 1994）。つまりある特定の事柄に関して、理論に基づいた知識を適用し、独占的に業務を行う職能集団が専門職と呼ばれるのである（Abbott 1988: 8）。整理すると、次のような要件を備えている職業が専門職と考えられている。

①独自の知識体系が存在し、それが社会的に有用であると認められている。

②専門的職能集団の自律性（独立しており、自由で、他からの指示を受けない）が確保されている。

こうした要件を備えるためには、高度な知識と技術が伝達される高等教育機関や、政府による資格付与、倫理綱領を備えた職能集団を形成していることが不可欠と考えられている。

医療における専門職の条件を真っ先に整えていったのは医師集団であった。アメリカにおいては、現行の医学教育を批判しつつ大学院レベルの高等教育の必要性を訴えたフレクスナー・レポートが一九一〇年に出され、医学教育は一新された。また、医師の職能団体であるアメリカ医師会（American Medical Association）は、医療水準や倫理を規定して医師資格を統制した。その結果、医師は専門職という立場にたちまち躍り出た。

やがて医療技術が急速に発展し、次々に高度で新しい治療法が開発された。また、二つの世界大戦やポリオの流行などで、リハビリテーションを中心とした医療の必要性が高まった。そこで、もはや医師たちだけでは、その治療を行うことができなくなり、看護師が医療行為の一部を行うようになったり、放射線技師や理学療法士や作業療法士など、さまざまな新しい職種が活躍の場を広げていったりした（Brown 1979: 5-6）。

ただしこの際に、医師とコメディカルとの医療における社会的地位には明らかな差があり、医師を頂点にしたヒエラルキーで捉えられるような構造だった。E・フリードソンは、これを医師による専門職支配と捉えた（Freidson 1970＝1992）。すなわちすべてのコメディカルは、医師の監督下で働き、医師の指示命令を受けて業務を行うという医療ケア体制になっているのである。よってコメディカルは、他から指示を受けないという専門職の条件である自律性を満たしていないとみなされてきた。

このような医師を頂点としたヒエラルキー構造では、コメディカルはあまりにも医学的権威の支配に依存することになり、自ら患者へのサービスを評価し、その質を維持・向上させようとはしなくなる、とフリードソンは警告していた[1]。そして、医師による支配の構造が再編され、コメディカルにも責任と責務が振り分けられることによって、この問題が乗り越えられると指摘した（Freidson 1970＝1992: 215）。

医師――コメディカルのゲーム

やがて一九七〇年代以降のアメリカでは、医師の専門職支配という構図はもはや現実を的確に捉えていないとみなされるようになった（McKinlay and Marceau 2008, Light 2008）。それはいくつかの側面から言える。マネジドケア(2)という医療支払い制度の変化によって病院経営は効率化を求められ、被雇用者としての医師の地位が相対的に低下したこと、人権思想やインフォームド・コンセントの普及によって患者の医療消費者としての意識が高まったこと、医療の高度化や複雑化によってコメディカルの役割が拡大し、それぞれが専門職化を進めていったことなどである（Starr 1982）。ここでは、最後に挙げた、一九七〇年代以降のコメディカルの相次ぐ専門職化への動きを概観する。

まず看護師であるが、医師に遅れをとったとはいえ、猛烈な専門職化を推し進めてきた。高度な専門教育という点に関しては、すでに一九二三年にイェール大学に看護学部が設置されていた。このことは看護教育の整備の発端となった。

医師の専門教育のきっかけとなった一九一〇年のフレクスナー・レポートに遅れること三八年、一九四八年には社会学者のE・ブラウンによって、大学レベルの看護教育の必要性を示すブラウン・レポートが提出された（Brown 1948）。これはその後のアメリカでの看護の高等教育化の指針となったと評価されている。

やがて一九五六年には、コロンビア大学において臨床看護を専門とする修士課程が初めて設置された。その後、アメリカ看護協会（American Nurses Association）の代表議会が、専門職としての看護教育は少なくとも四年制大学で行われるべきで、技術職としての看護教育は最低でも三年の短期大学で行われるべき、という声明文を一九六五年に出した（ANA 1965）。

また、一九七一年に刊行されたM・メイヤロフの『ケアの本質（*On Caring*）』を皮切りに、M・レイニンガー、S・ローチ、J・ワトソン、P・ベナーらのケアリングの理論が展開され、看護師は「ケアにおける専門職」としての地位を確立してきたことも特筆すべきであろう。

理学療法士（physical therapist）については、当初は第一次世界大戦期に負傷した兵士の面倒を見る女性の仕事として始まったが、一九四〇年代から七〇年代の間、第二次世界大戦や朝鮮戦争から帰ってきた傷病兵が社会復帰するための訓練を行う職種として、活躍の場を広げていった。また、一九四〇年代から五〇年代のポリオ流行期には、回復後のリハビリテーションを行う職種として、一九八〇年代以降は、さらに心臓や整形外科的な手術後の患者のリハビリテーションを行う重要な役割を担う職種として承認されていった。この間に理学療法士は、アメリカ理学療法士協会（American Physical Therapy Association）という同業者による組織を結成し、資格化のための法整備を政府に訴え、高度教育化を推進してきた。

作業療法士（occupational therapist）も理学療法士と同様、戦争で傷ついた兵士のリハビリテーションから広まり、同業者組合を作り、やがて資格のための法整備、高度教育化を進めた。診療機器の発達に伴い、より高度で複雑な機械操作が必要になってくると、診療放射線技師（radiologic technologist）の活躍の場も広がってきた。診療放射線技師たちは、従来からあった職能団体を強化し、やはり国家による資格の認定、教育の標準化を求めて働きかけを行った。

こうしたコメディカルの専門職化による突き上げによって、医療専門職内における医師の地位は相対的に下落していった。(3) それと同時に、より良い医療のためには医師とコメディカルがチームを組んで協力することが必須であるという考え方が、大方の医療従事者の共通理解となっていった。

L・I・ステインは、かつてヒエラルキー関係の中で指示―受諾のゲームを行ってきた医師と看護師が、今やどちらがうまく協働できるかという新しいゲームの段階に入ったという。すなわち、以前は、医師の指示を看護師が受けるという仕組みが厳格に守られていて、たとえ看護師が医師に指示を出しているような場面でさえも、医師が指示しているかのように振る舞うというゲームを行ってきた（Stein 1967）。しかしその二〇年後、もはや看護師は医師と対等な立場で意見を言い、経験のある看護師は新人医師の監督をするようになり、医療チームのリーダーにさえなった。そこで医師と看護師は、どちらがうまくチームの一員としてやっていけるかを競うようになったというのである（Stein et al. 1990）。このことは、看護師に限らず、多くのコメディカルに当てはまるであろう。

興味深いことにアメリカでは、一人の患者に多くの専門職がチームとして協力するという形は、比較的早い時期から構想されていた。例えば、一九六三年発行のある小児科の雑誌の表紙には、患者である赤ちゃんのベッドサイドに、さまざまな関係する医療職が集まって赤ちゃんを見つめているという写真が載っていた。その医療職とは、小児科専門看護師、小児科医、医療ソーシャルワーカー、泌尿器科医、病棟管理者、理学療法士、検査技師、神経外科補助者、神経外科医、運動療法士、整形外科医、小児科補助者である。これは、一人の患者に対してさまざまな職種が、対等な立場で関わるという医療の形を意味している。

しかし以上で見てきたように、二一世紀初頭の私たちの視点から歴史を振り返ると、いくらすでに一九六〇年代に理念としての協働は先行してあったにしても、それを実現するのには時間がかかっていることもわかる。今日に至るまでの長い間、医師とコメディカルの協働やチームケアというのは、「やかましいだけの言葉（buzz words）」や「神話（myth）」などとも言われてきている。医師とコメディカルのゲームが、今後どうなってゆくのか注視したい。

2　日本におけるコメディカルの展開

さまざまなコメディカル資格の誕生

ここからは、日本におけるコメディカルについて概観してみたい。日本では明治以来、自由開業医制が医療体制としてとられており、そこでは医師のみに医療提供者としての権利と義務が負わされることになっていた。

ところが、第二次世界大戦後、一九四八年に施行されたアメリカの影響を受けた新しい医療法では、診療、看護、検査、事務などの各専門分野を担う医療専門職が、協調してまとまっていくことで、良き医療提供が可能になるという医療の形が構想された（細田 2003）。

そして戦後、従来の医師、薬剤師、看護師に加え、新しい職種が次々に国家資格として登場した。一九五一年には診療エックス線技師（後に診療放射線技師）、一九五八年に衛生検査技師（後に臨床検査技師と衛生検査技師）、一九六五年には理学療法士と作業療法士、一九七一年に視能訓練士が誕生した。一九八七年には、社会福祉士、介護福祉士、臨床工学士、義肢装具士が相次いで国家資格化された。

こうして、戦後から一九八〇年代にかけて、さまざまな専門を異にする職種が、病院という場でそれぞれの専門性を活用して患者の治療ケアに当たるという状況が整備されてきた。

その際に、医師とコメディカルの関係は、目標としては対等な立場で協働するというものであったが、現実はアメリカと同様にヒエラルキー構造であったことが指摘されている（進藤 1999：42）。その決定的な根拠は、医療におけるすべての職種の法律には、業務を行う際には「医師の指示のもとに」という条文が必ず入っていることにある。この意味するところは、コメディカルは、自らが専門とする領域においても独自で判断ができないということである。ゆえに、コメディカルは専門職の条件である自律性を欠いているとみなされるのである。

コメディカルの専門職化

しかしながら近年、日本においてもコメディカルの専門職化という傾向は認められ、アメリカと同様に、医師による専門職支配の構造に変化が生じつつあると言われている。

看護師に関して言えば、一九八〇年代以降、看護界をあげて専門職化への道を強力に推し進めていったことが認められる（細田 1997）。一九八七年に厚生省に提出された「看護制度検討会」の報告では、二一世紀に期待される看護師の第一要件として、「専門職として誇りうる社会的評価を受けるものであること」が示されている。そして、個々の看護師が専門職としての自覚を持つとともに、そのことが社会的承認を十分に得ることを目指し、看護界ではさまざまな取り組みが行われてきた。

例えば、一九九二年に看護師等人材確保法が制定されたのを皮切りに、看護教育は、従来主流であった看護養成所から大学へと大きく舵が切られた。一九九二年当時、看護大学は全国に一四校しかなかったが、二〇〇五年には一二七校、二〇一三年には二一一校にまで増えた。大学院も二〇一四年四月には一五二校となった。

かつての看護養成所では、一般に医師が医学の簡易版を看護師に教えていたという。しかし看護大学では、看護研究が行われ、看護学が独自の学問として確立され、その成果を学生に教育することが目指されていた。このことは、専門職の条件であった①独自の知識体系を作り上げる、ということに当てはまるだろう。

この大学化の動きは、看護学の独自性としてケアリングという概念と実践が注目されてきたことと連動している。ケアリングは、患者の世話という単なる行為を指すのではなく、哲学や人間科学に基づいた学問的基盤を持つ看護理論で、先に述べたとおり、一九七〇年代からアメリカで展開された。日本でもこのケアリング理論を吸収する形で、看護学の学問としての確立が目指された。

メイヤロフの『ケアの本質（*On Caring*）』の日本語訳が一九八七年に出版されたことは大きな契機であった。さらに、一九八九年に開催された日本看護科学学会第一回国際学術セミナーで、当時コロラド大学看護学部長、ヒューマン・ケアリングセンター所長であったワトソンが、「ヒューマン・ケアリング理論の新次元」という題の講演を行った。この講演は、ケアリングが自分たちの仕事を特徴づけるものだと、日本の看護界が考え始めるようになる重要なきっかけとなった（操 1996）。

また日本看護協会によって、看護師の上乗せ資格である専門看護師が一九九六年に、認定看護師が一九九七年に誕生したことも、看護の専門職化の一環とみなされる。専門看護師は、大学院修士課程でより専門性の高い教育を受けた看護師が取得できる資格である。認定看護師は、特定の看護分野において、熟練した看護技術と知識を用いて水準の高い看護を実践することが求められる資格である。二〇一四年一一月の時点で、専門看護師一二六六名、認定看護師一万四二八二名が日本看護協会から認定を受けている。

薬剤師や診療放射線技師や臨床検査技師、理学療法士や作業療法士に関しても、専門職化への道が模索されている。例えば、二〇〇六年には薬剤師になるための教育年限が四年から六年になり、大学院レベルの教育となった。診療放射線技師や臨床検査技師も、従来は専門学校や短期大学が主流であったが、今日では四年制大学も増えてきている。

このようにコメディカルの高度教育化は、①独自の知識体系が存在しそれが社会的に有用であると認められている、という専門職の条件を満たそうとしていることと捉えられる。しかしながら、変化の度合はコメディカルそれぞれによって異なっている。また、②専門的職能集団の自律性が確保されているかどうかという点において、コメディカルの専門職化は課題を抱えていることも再度指摘される。それは、先に見たように、日本の法律において、医師はすべての医業を行えるのに対して、看護師やその他のコメディカルはその中の一部を行えるという規定になっており、業務遂行に当たっては医師の指示が必要とされていることは不変だからである。

協働というゲーム――チーム医療

しかしながら、今日、医療における職種間のヒエラルキーを取り払うような動きが認められ、ヒエラルキーが医療提供の障壁でさえあるという議論が出てきている。アメリカでは、協働というゲームが医師とコメディカルとの間で繰り広げられていることを示したが、日本でも同様の傾向が見られるのである。日本でそれは一般に「チーム医療」と言われ、医療専門職が対等な立場で、それぞれの専門性を生かしながら患者のために協働することを表す概念と実践のことと考えられている（細田 2012）。

実際、近年の医療従事者たちのチーム医療への関心は高く、例えば医療者向けの教科書では、目標とすべき医療の形としてチーム医療を推奨するといった記述が頻繁に見かけられる。また、病院をあげてチーム医療に取り組もうとしているところも多い。

チーム医療という言葉自体は、医療看護系雑誌で一九七〇年代に初出して以来、主に看護師がその必要性を主張してきた。しかし、今日では医師も含めてほとんどすべての医療関連職種が、チーム医療の必要性を主張している。「医学中央雑誌」というデータベースでチーム医療をキーワードに論文を検索しても、一九九〇年代の半ばからチーム医療をテーマにした論文が急速に増えている。

各職種による高度な専門性が必要とされる先端医療の場で、あるいは複数の職種が適宜患者の生活を支える在宅医療の場で、また各職種が自らの責務を全うし、疑義があるときは遠慮なく意見を言える環境を整えて医療事故を防止するためなど、さまざまな理由からチーム医療は重要だということが叫ばれてきた。チーム医療は今日の医療界において、医師もコメディカルも含めた医療専門職が目指すところの医療の形を表現するためのキーワードとなっていると言ってもいいだろう。

ただし、医師とコメディカルの協働が、口で言うほど簡単ではなく、むしろ難しいことは、アメリカで一九六〇年代から目指すべき目標としてあったのに、いまだに問題になっていることを思い起こせばよくわかるだろう。

3　コメディカルの現状と社会学の課題

役割拡大とチーム医療

近年の日本では、医師不足という事態に直面し、「医療崩壊」とさえ言われる事態を迎えている。(4) また、急速な高齢化の進展によって、医療へのニーズも飛躍的に増大すると考えられている。こうした事態への解決策として、医師、看護師、薬剤師、事務、その他の医療に関わる職種の役割拡大や裁量範囲の見直しが必要と考えられるようになってきている。

二〇〇八年には、日本学術会議の健康・生活科学委員会看護学分科会で「看護職の役割拡大が安全と安心の医療を支える」という提言がまとめられた。この提言では、看護師の現状や問題点が示された上で、看護師の役割拡大が社会のニーズにどのように貢献できるか、その具体的内容、制度の変更を含む対策に言及している。そして、専門看護師について、「医師不在であってもある一定の裁量の幅をもって対応できる能力を持っている」として、裁量の幅の拡大を求め、役割を拡大すれば有用性があるとしている。

このような、かつて医師にしかできないとされてきたさまざまな業務を、肩代わりできる可能性のある他の職種に振り分けようとする考え方は、看護師を含むコメディカルの職種に当てはめられている。そしてこのようなあり方も、チーム医療と呼ばれている。

二〇〇九年八月に厚生労働省に設置された「チーム医療の推進に関する検討会」では、一定の処方や検査のオーダーができるナース・プラクティショナー（ＮＰ）や、外科の分野において医師の補助をするフィジシャン・アシスタント（ＰＡ）も検討課題となった。ちなみに、この検討会の委員には医師が多く、座長も医師であった。その他の委員としては、看護師、薬剤師、理学療法士、作業療法士なども いた。さらに、医療ジャーナリストや患者会の代表なども委員として名を連ねていた。

ＮＰの導入は、看護師がさらに教育訓練をつむことで、従来医師にしか認められていなかった医療行為の一部を行えるように役割を拡大して、医師や他のコメディカルとチームを組んで、円滑に医療を提供する体制を整えようとするものである。こうした、看護師が役割を拡大することの必要性や専門職たるべきであるという議論が、看護界内部からだけでなく医師集団からも出されてきている点は注目に値する。

ただし、医師集団も一枚岩ではなく、看護界も役割拡大に伴う責任の拡張を懸念していた。さらに看護師の役割拡大に伴う医師の業務との境界を巡る論争というのも、この検討会の内外であった。そして最終的に二〇一〇年三月に、処方や検査オーダーの裁量権のあるNPではなく、医師の指示のもとで従来よりも高度な一定の医療行為ができる特定看護師（仮称）をモデル事業として開始することが決定された。その後、看護師特定能力養成調査試行事業を経て現在（二〇一四年末時点）は、二〇一五年一〇月から始まる、特定行為を実施する看護師の研修制度に向けて、各看護系大学が準備をしている段階である。

またこの検討会の報告書では、がん専門薬剤師や認定薬剤師などといった専門性の高い資格を取る薬剤師が増えていることから、薬剤師の主体的な薬物療法への参加が示唆されたり、臨床工学技師には現行では認められていない、人工呼吸器装着患者の痰の吸引や動脈留置カテーテルからの採血といった業務が再検討されるべきことなども記されたりしていた。(5) こうした業務拡大に当たっては、医療行為に伴う責任の所在が、医師からもコメディカルからも問題視されていた。

コメディカルの業務を定める現行の法律では、各業務を「医師の指示のもと」に行うことが明記されている。役割拡大においてこの原則はどのように運営されてゆくのか、チーム医療はこうした傾向にどのような意味を持つのか、注目されるところである。

コメディカルについての社会学の課題

最後に、このような現状に対して社会学はどのような貢献ができるかについて述べてみたい。

社会学のアプローチでは、現実を成り立たしめているのは理論家の「観念」ではなく、現場の人々が日常生活で現実（reality）として知っているところのものと考える（Berger and Luckmann 1966＝1977：24）。よって、このアプローチの意義は次のようなものである。第一に、現場において人々が、何を現実の問題として考えているかがわかる。第二に、人々が見ている現実はそれぞれの立場によって異なり、問題も多様な捉え方をされるが、そうした問題を把握して、整理することができる。

社会学によって、いきなり現実の問題解決をすることは困難である。しかし少なくとも社会学は、問題解決に向けた行為を行う必要のある人々に、問題対象を整理することによって、解決を探る手がかりを提供できると考えられる。例えば筆者のこれまでの研究では、難しいと言われながらも目指されているチーム医療について、その仕組みを解き明かすことを試みた。[6] そしてこの研究成果は、現場での問題解決の話し合いに役に立ったというフィードバックを医師やコメディカルから受けてきた。

コメディカルが直面する問題というのは、これまでにもあり、これからもあり続けるだろう。この章では主に専門職論という視座から、医師との対応におけるコメディカルの特徴やチーム医療について概観してみたが、これはいわば職種間（inter-professional）の問題を見てきたことになる。それと同時に、コメディカル内部（看護師同士や薬剤師同士など）の役割分担や地位の調整という職種内（intra-professional）の問題も社会学の対象となりうるだろう（Nancarrow and Borthwick 2005, Currie et al. 2008）。

医療という領域も含めて現実社会の変化は、社会学という学問が現実に追いついてゆくよりスピードが速いように思われる。もちろんこの変化には、患者を含めた一般の人々の医療への望みや期待が反映されている。それらも含めて社会の変化を摑み取りつつ、社会学という道具をよく手入れをして使いこなし、現場に何かしらの貢献ができる研究が期待される。

注

（1）フリードソンは、コメディカルに対してだけでなく、患者に対しても医師の専門職支配を当てはめている。すなわち、患者はゲートキーパーとしての医師を通してのみ医療にアクセスでき、医師は患者との圧倒的な知識の差によって、自らのサービス内容の評価を自らができるという特権を持つという。

（2）ここではマネジドケアは、一九七三年にアメリカで制定された健康維持機構法（Health Maintenance Organization Act of 1973）を受けた、保健医療における経費を削減するためのあらゆるシステムのことを指す。マネジドケアによる医療の効率化は、医師だけでなくコメディカルの業務にも負の影響を与え、専門職性をおびやかしている（Weinberg 2003＝2004）。例えば、在院日数が短縮され、医療度の高い入院患者が増えることで、看護師は処置に追われてケアをする時間を失っている。マネジドケアについて、詳しくは李 2000 を参照されたい。

（3）コメディカルの専門職化と、それに伴う医師とコメディカルとの支配―従属という関係性の変化は、アメリカに限らず多くの西洋諸国に共通して認められる傾向である。こうした関係性の変化の度合いは、国によって異なっており、アメリカが先頭を切っている。イギリスとドイツを比べると、イギリスの方が看護師の専門職化が進み、一定の範囲で独自に医療行為を行えるため、医師との境界は流動的になってきている。一方ドイツでは、医師だけが治療方針の決定者であり、看護師の医師に対する従属的性格は比較的強く残っている（Kuhlmann et al. 2009）。

（4）「医療崩壊」がどのようにしてもたらされたかについては諸説あるが、一般的に経済情勢の停滞と高齢化に対応するために、二〇〇二年から医療費の削減が始まったことが大きな要因と考えられている。医療サービスの需要はこれまでと変わらないのに医療費が削減されたことのしわ寄せは医療専門職へと向かい、特に医師の労働は過酷になったと言われている（小松 2006）。

（5）厚生労働省に設置された「チーム医療の推進に関する検討会」の報告書「チーム医療の推進につい

て（案）」は、以下のＵＲＬを参照されたい。http://www.mhlw.go.jp/shingi/2010/03/dl/s0319-8b.pdf（2014. 10. 21ダウンロード）

（6）筆者はかつて、チーム医療について書かれた医療従事者の論文を体系的に精読し、インタビューや参与観察などのフィールド調査を行い、医療に従事する当事者の考えるチーム医療とは何かを明らかにした。分析に当たっては、現場の人々がチーム医療という言葉でどういう意味内容を表そうとしているのかに注目し、「チーム医療」を専門性志向、患者志向、職種構成志向、協働志向の四つの要素に分類した。この詳しい内容については拙著を参照されたい（細田 2003）。

参考文献

Abbott, A. 1988 *The System of Professions: An Essay on the Division of Expert Labor*, University of Chicago Press

American Nurses Association 1965 *Educational Preparation for Nurse Practitioners and Assistants to Nurses: A Position Paper*, The Association

Berger, P. and Luckmann, T. 1966 *The Social Construction of Reality: A Treatise in the Sociology of Knowledge*, Anchor Press/Doubleday（＝1977『日常世界の構成――アイデンティティと社会の弁証法』山口節郎訳、新曜社）

Brint, S. 1994 *In an Age of Experts: The Changing Role of Professionals in Politics and Public Life*, Princeton University Press

Brown, E. 1948 *Nursing for the Future: A Report Prepared for the National Nursing Council*, Russell Sage Foundation（＝1966『ブラウン・レポート＝これからの看護』小林冨美栄訳、日本看護協会出版会）

Brown, R. 1979 *Rockefeller Medicine Men: Medicine and Capitalism in America*, University of California Press

Chambliss, D. 1996 *Beyond Caring: Hospitals, Nurses, and the Social Organization of Ethics*, University of Chicago Press（＝2002『ケアの向こう側――看護職が直面する道徳的・倫理的矛盾』浅野祐子訳、日本看護協会出版会）

Conrad, P. and Schneider, J. W. 2008 "Professionalization, Monopoly, and the Structure of Medical Practice", P. Conrad, ed., *The Sociology of Health and Illness: Critical Perspectives*, eighth edition, Worth, pp. 194-200

Currie, G., Finn, R. and Martin, G. 2008 "Accounting for the 'Dark Side' of New Organizational Forms: The Case of Healthcare Professionals", *Human Relations*, 61(4): 539-564

Foster, G. and Anderson, B. 1978 *Medical Anthropology*, John Wiley & Sons（＝1987『医療人類学』中川米造監訳、リブロポート）

Freidson, E. 1970 *Professional Dominance: The Social Structure of Medical Care*, Atherton Press（＝1992『医療と専門家支配』進藤雄三・宝月誠訳、恒星社厚生閣）

Goode, W. J. 1957 "Community within a Community: The Professions", *American Sociological Review*, 22(2): 194-200

細田満和子 1997「メディカル・プロフェッションの変容――職能集団として見た看護婦を中心に」『ソシオロゴス』21: 95-112

細田満和子 2003『「チーム医療」の理念と現実――看護に生かす医療社会学からのアプローチ』日本看護協会出版会

細田満和子 2012『「チーム医療」とは何か――医療とケアに生かす社会学からのアプローチ』日本看護協会出版会

小松秀樹 2006『医療崩壊――「立ち去り型サボタージュ」とは何か』朝日新聞社

Kuhlmann, E., Allsop, J. and Saks, M. 2009 "Professional Governance and Public Control: A Comparison of Healthcare in the United Kingdom and Germany", *Current Sociology*, 57(4): 511–528

黒田浩一郎 1999「コメディカルおよび非正統医療」進藤雄三・黒田浩一郎編『医療社会学を学ぶ人のために』世界思想社、pp. 60–79

李啓充 2000『アメリカ医療の光と影――医療過誤防止からマネジドケアまで』医学書院

Light, D. 2008 "Countervailing Power: The Changing Character of the Medical Profession in the United States", P. Conrad, ed., *The Sociology of Health and Illness: Critical Perspectives*, eighth edition, Worth, pp. 239–248

McKinlay, J. and Marceau, L. 2008 "The End of the Golden Age of Doctoring", P. Conrad, ed., *The Sociology of Health and Illness: Critical Perspectives*, eighth edition, Worth, pp. 213–239

操華子 1996「解説――米国におけるケアリング理論の探求」シモーヌ・ローチ、鈴木智之ほか訳『アクト・オブ・ケアリング――ケアする存在としての人間』ゆみる出版、pp. 206–224

Nancarrow, S. A. and Borthwick, A. M. 2005 "Dynamic Professional Boundaries in the Healthcare Workforce", *Sociology of Health & Illness*, 27(7): 897–919

Porter, R. 2006 "Hospitals and Surgery", R. Porter ed., *The Cambridge History of Medicine*, Cambridge University Press, pp. 176–210

Rothman, D. 1991 *Strangers at the Bedside: A History of How Law and Bioethics Transformed Medical Decision Making*, Basic Books（=2000『医療倫理の夜明け――臓器移植・延命治療・死ぬ権利をめぐって』酒井忠昭監訳、晶文社）

進藤雄三 1999「医師」進藤雄三・黒田浩一郎編『医療社会学を学ぶ人のために』世界思想社、pp. 42–59

Starr, P. 1982 *The Social Transformation of American Medicine*, Basic Books

Stein, L. I. 1967 "The Doctor-Nurse Game", *Archives of General Psychiatry*, 16(6): 699–703

Stein, L. I., Watts, D. T. and Howell, T. 1990 "The Doctor-Nurse Game Revisited", *New England Journal of Medicine*, 322(8): 546-549

Weinberg, D. 2003 *Code Green: Money-Driven Hospitals and the Dismantling of Nursing*, Cornell University Press（＝2004『コード・グリーン――利益重視の病院と看護の崩壊劇』勝原裕美子訳、日本看護協会出版会）

第6章　国　家

藤澤由和

本章の目的は、国家が医療制度[1]を通して、国民の健康に対してどのような形で関与してきたのか、また現在どのように関与しているのかという点に関する概観を提示することにより、国家およびその医療制度と健康の関係性を検討することにある。そこでまず、歴史的な観点から、医療制度を媒介とした国民の健康への国家の関与の変化を概観する。なかでも二〇世紀後半に顕在化する、国家の医療制度への関与に関する新たな考え方について検討を行う。ついで、医療制度の捉え方に関して検討を行うが、なかでもその根幹をなす医療サービスの諸側面、具体的にはサービス提供、財源調達、資源配分に関しての検討を行う。そして、最後にこれらの検討を踏まえ、日本における医療制度の概観を行うと同時に、その課題を提示することとする。

1　医療制度と国家

二〇世紀の先進各国における国家と医療制度の関係は、いくつかの段階に区分することができる。まず二〇世紀初頭は、国家が医療制度への関与を明確化し、医療制度が国家により構築されていく黎明期として捉えることができる。この過程には、様々なバリエーションが考えられるが、特に医療制度の財源調達に関して、ドイツ、フランスなど大陸ヨーロッパの国々を中心に、国家的関与が明確化していくのがこの時期である。

次いで、第二次世界大戦をはさむ二〇世紀中盤は、国家が国民の教育、健康、福祉などの社会的領域にまで積極的に関与するべきであるとする「福祉国家」の理念に基づいて、医療制度への関与を増大させていく時期である。この福祉国家的な考え方のもと、国家が様々な社会的領域に関与を増大させていくのであるが、医療分野も当然、そうした社会的領域の一つであった。例えばイギリスのNational Health Serviceに見られるように、財源調達のみならず、医療サービスの直接提供といった範囲にまで、国家が責任を拡張する時期である。

そして二〇世紀後半、特に一九八〇年代以降は、福祉国家の行き詰まりとそれに代わる新たなイデオロギー、なかでも市場経済重視の考え方などの台頭によって、国家的関与のあり方とその具体的な活動が再検討されていく時期である。こうした動きは、アングロサクソン系諸国に顕著に見られるものであったが、その考え方は必ずしもこれらの国々に留まるものではなく、広く先進各国へと浸透していくものであった。

医療制度に対する国家的関与の再検討という動きをもたらした要因は、国によって様々な状況が考えられるため、どの国にも共通するような決定的要因を同定することは難しいが、一つにはオイルショック以降の経済的低成長がもたらした、国家財政における抑制的傾向が存在する。さらに、経済活動のグローバル化も、医療をはじめとする社会保障への国家財政の拡大を押しとどめる要因として寄与してきたと考えられる（Ranade 1998）。

こうした財政的な困難状況は、福祉国家を肯定する考えとは抜本的に異なる新たな思考やイデオロギーを呼び起こし、それらが、医療政策上の重要なアジェンダと政策的枠組みに対する大きな規定要因となっていくこととなる。

こうした状況の象徴的な事象として、二〇世紀最後の年に、世界保健機関（World Health Organization, 以下ＷＨＯ）から"Health Systems: Improving Performance"というタイトルの年次報告書（World Health Report 2000. 以下 WHR2000）が公表された。この年次報告書 WHR2000 は、それまでのＷＨＯにおける包括的な健康概念や基本的健康ニーズの充足といった考え方とはかなり異なるものであり（Ollila and Koivusalo 2002）、この時期の医療分野への国家的関与のあり方の再考を色濃く反映したものであった。以下では、この WHR2000 の内容を概観するとともに、そこで示された国家の医療制度への関与のあり方を検討することで、医療への国家の関与とその変化をたどってみることとする。

World Health Report 2000 における議論の前提

WHR2000 は世界中の医療および健康分野の政策立案者や研究者らによる議論を巻き起こしたのであるが、その理由は、加盟国の医療制度（Health System）を順位付けるという、野心的かつこれまでにない試みが行われたためであった。医療制度の国別順位付けの意図は、医療制度とその効率的運営に対する関心が高まりつつある状況において、ＷＨＯもこうした議論を避けて通れない状況にあり、医療制度とそれに関連する課題の政策的な検討を行うに際しては、たんなるイデオロギー的な議論を超えて、いわゆる「エビデンス」つまり、客観的なデータや論拠に基づく議論が求められているというものであっ

た。(2)

このWHR2000は、医療制度を検討するに際して、ある国の医療制度がうまく機能している一方で、他国の医療制度はうまく機能していないのはなぜなのかという比較的素朴な問いを提示することから論を進めていく。こうした疑問は国民総生産や医療への支出の多寡といった単純な問題ではなく、医療への支出が同じ水準の国であっても、それらの医療制度のパフォーマンスや達成度にはばらつきが存在するという事実に起因するものであった。

ここで言うところの医療制度のパフォーマンスとは、医療制度の設計、運営、財源調達などを包括的に実施することであり、このパフォーマンスの帰結は、国民の健康の達成度、具体的には、死亡率や罹患率などとして現れるとされる。さらに一国の医療制度のパフォーマンスに対する最終的な責任は、永続的かつ持続的な形で、その国の政府にあるとされ、国民の健康に対する入念かつ責任あるマネジメントを行うということは、良い政府の必須要件であるとされている。

医療制度の評価

こうした前提を踏まえ、医療制度のパフォーマンスとその達成度を検討することがこのWHR2000の目的であるのだが、そのためにはまず医療制度とはどのようなものであるかに関する明確な定義が求められる。本報告書において医療制度とは、医療サービスの提供といった狭い範囲を指すものではなく、人々の健康に影響を及ぼすと想定されるあらゆる領域の主要な公共政策上の諸課題とその遂行をも含む概念として定義されている。したがって、具体的に検討されるべき個々の国々の医療制度も、健康を高めることを主たる目的として行われるすべての具体的活動という非常に広範囲なものであり、こうした点は、伝統的なＷＨＯの健康観やその基盤となるいわゆる公衆衛生学的な考え方を強く反映したものであった。

またWHR2000は、医療制度の主たる目的を、人々の健康を高める、つまりより良好な健康状態（goodness）を達成することとしているが、これに加えて、公平さ（fairness）を医療制度が満たすべきもう一つの目的と定義している。

そもそも集団としての国という単位において健康状態が良いということには、二つの意味が含まれているとされる。その一つが平均としての、その集団において達成された「良好な（good）」健康状態であり、もう一つは、その集団内の差異が小さく公平（fair）であることである。つまり「良好さ」とは、医療制度が人々の期待にどれだけ沿うことができたかということを意味し、「公平さ」とは、差別（区別）無しにすべての人々に同等に医療制度が対応することができたかを意味する。こうした考え方は、ＷＨＯのこれまでの人々の肉体的、精神的な安寧（幸福）に対する伝統的な関心を、「良好さ」や「公平さ」といった点にまで拡張するものであった(3)。

こうした健康の「良好さ」や「公平さ」といった目的の達成は、医療制度が次の四つの機能をどの程度うまく機能させているかにかかっているとされる。それは、サービス提供（service provision）、資源開発（resource generation）、財源調達（financing）、スチュワードシップ（stewardship）であり、最後のスチュワードシップこそが、これらの機能のなかでも国もしくは政府が担うべき最も重要な機能であると位置付けられている（Saltman and Ferroussier-Davis 2000）。ここで言うところのスチュワードシップとは、公的なもののみならず医療制度全体を視座に入れ、中長期的な観点から、将来像を明確にし、制度上の課題をも含めて医療制度に関する政策的な意思決定とその維持を行うことであるとされる。

またWHR2000においては、先に述べたとおり、医療制度の目的や機能というものを明確に定義するなかで、より具体的な医療制度の評価基準として、次の三つの目標が提示されている。まず人々の健康を高めかつ維持すること（良好な健康：good health）、二つ目として医療サービスの支払負担が公平であること（公平性：fairness of finance contribution）、そして三つ目として人々の期待に医療制度が対応できていること（応需性：responsiveness to the expectations of the population）である。

医療制度の評価に関しては、こうした目標を個々の国がどの程度、達成してきたのかという観点から「達成度（attainment）」を、どのように目標に向けて活動を実施してきたのかという観点から「パフォーマンス（performance）」を、指標として設定し、医療制度の具体的かつ客観的な評価を試みている。

この評価指標としての「達成度」と「パフォーマンス」は、測定可能な項目、具体的には、健康の良好度（disability-adjusted life expectancy）、健康の公平性（health equality in terms of child survival）、応需性のレベル（responsiveness level）、応需性の公平性（responsiveness distribution）、財源負担の公平性（fairness of financial contribution）などといった項目によって評価され、さらにこれらの項目得点から統合指標が作成され、それを基に国別のランキングが示されている。

最終的にこうした評価から見えてきたことは、まず、多くの国々において、費用に見合った医療制度のパフォーマンスが達成されておらず、したがって、国が医療制度をより適切に運営し、そのパフォーマンスを向上させれば、防ぎうる死亡や障害を減らすことができるというものであった。また医療制度はたんに人々の健康を向上させるということのみならず、病気に伴う経済的な負担からも人々を守ることができるものでなくてはならないという本報告書の趣旨に則して、政府、特に発展途上国の政府が直面する課題として、なんらかの医療財源調達制度を明確に構築することによって、国民個々の負担をいかに減らすかという課題も提示された。くわえて、これまで多くの国々で、医療制度において政策の及びうる範囲とその関心は、もっぱら公的な部分に限定されており、財源調達、サービス提供ともに民間領域の役割に関してはそれほど関心が示されてこなかったのであるが、今後、医療制度のパフォーマンスを高め、国民の健康を維持していくためには、民間部門やボランタリー部門を活用し、国全体として国民の健康を高めるような医療制度の構築を目指すべきである、との考え方が示されている。

批判と論点

国ごとの医療制度を客観的な数値により順位付けするという、これまでにないWHOの試みは、当然のこととして多くの批判や議論を巻き起こした。それは大きく分けて三つに分類される。第一にWHR2000が示した基本的な考え方やその分析モデルの難解さに対するものであった（Lancet editorial 2001, Coyne and Hilsenrath 2002, Braveman et al. 2001）。さらにこうした難解さは、個々の国々における順位の合理的な論拠を理解しにくいものとし、結果としてこの報告書自体への懐疑を生み出していってしまうこととなる。

第二に指標構築に用いられたデータおよび、それによる指標の妥当性という問題である（Iburg and Kamper-Jørgensen 2002, Pedersen 2002）。これらは評価の技術的側面に関しての疑問や問題点の指摘であり、加盟国すべてのデータが完全な形で準備されたものではなく、多くの推定値を含むものである点、さらには分析の手法そのものの問題点に対する批判であった。

そして、第三に、この報告書の基本的な前提として存在する価値観およびイデオロギーに対する批判である（Navarro 2000）。元来、ＷＨＯの基本的な考え方は、発展途上国を含むすべての加盟国における普遍的かつ基礎的なケアや医療サービスの担保やそのあり方の追求というものであったのだが、この報告書においては、こうした考え方とは異なる「新普遍主義」という新たな考え方が強調されていた。そこでは、提供されるケアや医療サービスは、その効果や社会的な受容性といった基準を満たすなど、質的な側面を踏まえたものであらねばならないとされている。こうした考え方は、先にも述べたとおり、WHOが掲げてきた、世界の貧しい人々を含めすべての人々に最も基礎的なケアを普遍的に提供するという基本的な理念とはかなり異なるものであり、こうした基本的な理念がないがしろにされる可能性を危惧する立場から、批判がなされたのであった。

このWHOにおける医療制度の新たな捉え方は、一見すると質の高い医療サービスを提供することを強調しているように思われるが、それと同時に、個人の選択の尊重やその責任の重視、さらには政府の役割を明確化するための優先順位付けや政府の役割を補う公私ミックスなどの必要性も示すものであった。さらに、福祉国家の限界に伴う、これまでとは異なる医療制度への国家的関与のあり方をこの考え方は示しており、いわゆる「市場原理」を重視するとは言わないまでも、それまでの福祉国家の考え方とは抜本的に異なる国家のあり方やその社会経済領域への関与のあり方を示すものであった。言い換えるならば、健康への国家的関与の拡大や健康の平等性の担保といった価値や原理を否定しないまでも、それと同等、もしくはそれ以上に効率性を高く評価するものであったと言える。

こうした国家もしくは政府のあり方や新たな役割とは、先に述べた、スチュワードシップという考え方に端的に表されている。このスチュワードシップという考え方は、国家が責任を持って、国家に関わる課題を率先して解決していくというよりは、社会全体のありようを冷静に見つめ、そのなかで利用可能な資源を見出し、かつそれらを最大限効果のある形で効率的に結びつけていくというものである。したがって、このスチュワードシップという考えに基づいた国家もしくは政府において求められるのは、福祉国家の理念を掲げ、その実現に向けて努力しつつも、限られた資源を有効に活用し効果を最大限にするというマネジメント的発想にあったと言えよう(4)。

以上のようにWHR2000に示された医療制度の考え方は、二一世紀における医療制度への国家の関わり方を考える上での一つの見方を表していると言える。

2　医療制度への視座

国家的関与と健康のありよう

WHR2000によって示された、医療制度のパフォーマンスを把握する試みは、医療制度とはどのようなもので、それをどのように把握するべきかという重要な課題に対する一つの試みであった。しかし、こうした試みが野心的かつ時代状況に的確に反応したものであればあるほど、それまでのWHOにおける考え方とは相容れないものとなり、必ずしも高い評価を得るものとはなりえなかった。それは健康に関わる政策領域において、科学的・客観的に制度のパフォーマンスの評価を行うべきであるという考え方と、公平さや権利といった価値や理念を重視し、その実現のためには必ずしも科学的であることにこだわる必要性は無いという考え方とが、この報告書を契機にぶつかりあったと見ることができる。

そもそも医療制度をどのように捉え、それをどのように評価するかという課題には、学問分野ごとに様々なアプローチが存在すると考えられる。また「健康」や「医療制度」といった社会的現象の範囲を経験的な形で議論しうる点に加えて、医療制度が何を行い、結果として何をもたらすのか、時にはもたらすべきなのかという、規範的な議論をも含み込むものであるために、医療制度をどのように捉え評価するかという課題は非常に複雑なものとならざるをえない。特に医療制度がなす（べき）成果に関しては、その制度的な枠組みの議論を超えて、いわば国家や社会における価値観や思想、特に公平に関する考え方と結びついたものであることが多く、こうした点が医療制度に関する議論や考え方をより一層複雑なものとしていると言える。

そもそも制度や政策の公平性をどのように捉えるかという議論には長い伝統があり[(5)]、これまで医療・健康分野においても様々な考え方が存在してきた（Bambas and Casas 2003）。少なくとも医療制度の検討、特にその評価を技術的、科学的に行うに際して明確にしておくべき点として、次の二つが考えられる。第一に、国民の健康に関して何をもって平等な状態であると考え、さらにそれをどのような公平の観点から、具体的な平等状態を社会的に目指すのかという視点である。第二に、それを踏まえ、国家が国民の健康に対してどのような形で、どのような範囲まで責任を持ち、具体的な政策で関与すべきかという観点である。したがって、どのような形で医療制度を把握し、評価するにせよ、その前提として、求められている健康とは、社会において一体いかなるものか、さらにこの健康に対する国家の関わりをどのように捉えるのか、という点が明確にされる必要がある。

この二つの観点は、社会をどのように捉えるかという価値観や理念、さらには学問分野ごとの前提の違いなどから、複雑に絡み合うため、単純な区分が難しい。だがここではあえて、社会における健康とそれに対する国家の関与についての考え方として、次の二つの捉え方を示すこととする。

まず健康を個人の努力を超えた、平等に配分されるべき、生活を行う上での前提となる資源であり、各国民がこの資源を同等に保持しうることに国家が積極的に関与する必要があるとした場合、国家は必然的にその役割と範囲を拡大するといった考え方になろう。二一世紀に入りその議論が活発化している、健康の社会的な格差といった議論では、階級・階層および人種・エスニシティなどの点で成層化した社会において、各層間に見過ごすことはできない構造的な健康の格差が存在するとの前提に立つ。そして、この社会構造に根差した健康の格差を国家が政策的に解消することが、公正さの観点から必要なのであるとの見方が提示されている。こうした見方は、国家の責務として、健康の格差を構造的に生み出す社会的な格差の解消をもその視座に入れたものであり、その範囲と役割は、医療制度の構築や運営といった領域を超えて、より広範囲な点にまで及ぶものである。

その一方で、健康を個人の単位で捉え、そこに生じる課題もあくまでも個人の水準に根差したものであるとして、国家が関与すべきなのは、こうした個人のレベルにおける健康の維持を担保し、さらにはそれを高めるべき手段や方法を支援するべきであるとした場合、国家の関与は限定的なものとなろう。この考え方において、医療はあくまでも個々人が健康を維持し、高めるための手段として位置付けられることが多く、国民の健康との国家の関わりは、間接的なものとならざるをえない。したがって、国民の健康を維持し、より高めるためには、医療制度とそれにより提供される内容こそが重要であり、その効果的な運用こそが、国家が国民の健康に対して果たすべき責任ということとなる。(6)

以上のように、前者の捉え方においては、医療制度を広義のものとして捉え、かつそれは国民の健康を支える重要な一つの柱ではあるが、必ずしも医療制度のみが重要ではないとされる。後者は、医療制度を限定的に捉え、その国民の健康への直接的な影響と効果を重視するものであると言える。

どちらの捉え方においても、医療制度により提供される内容、具体的には医療サービスをどのようなものとして捉えるかという点に関しての議論は避けて通ることはできない。では一体、医療サービスとは具体的には何を意味し、どのような観点からこれらを検討する必要があるのであろうか。

医療サービスに関わる制度的諸側面

医療サービスに関わる制度をどのように把握するかという点に関しても様々な見解があるが、その制度の基本的側面を押さえるためには「サービス提供（Service Providing）」、「財源調達（Financing）」、「資源配分（Resource Allocation）」といった三つの側面を把握する必要があると考えられる。

一般的に医療サービスに関わる制度を議論する場合、医療サービスの提供体制に関する制度を指し示すことが圧倒的に多い。それは直観的に医療サービスを我々が通常受けるための窓口となっている部分であり、そうした意味で経験的に理解しやすいものであるからだと考えられる。また我々の関心や医療を巡る多くの議論も、この医療サービスの提供に関するものであることが多い。だが、医療サービスを提供するためには、そのための財源が必要であり、さらにそうして集めた財源をどのように配分するかという点に関する検討が必要であると考えられる。

医療サービスの提供体制を、国レベルで類型化し比較してみると、例えばイギリスやカナダ、オーストラリア、ニュージーランドなどの旧英連邦諸国やスウェーデンをはじめとする北欧諸国においては、その主要な医療サービス提供の担い手は、公的もしくは公的な性質を帯びた組織であることが多い。その一方でアメリカなどに典型的に見られるように、その提供を担う組織の主体が、公的なものよりも、広い意味でむしろ民間に属するものであることが多い国々もある。また、日本の医療サービスの提供体制も民間が中心となったものであるが、ここでの民間という場合にも複数の場合があり、利益追求を行うことが可能な営利組織型と、営利追求を行わない非営利型に大きく分けられる。アメリカはいわゆる営利型の医療供給体制が一定の割合を占めている一方で、日本などでは非営利型のみである。

医療供給の主体が民間であるか、公的なものであるかに関しては、その国の医療制度の歴史的な変遷が色濃く反映している。特に、患者が最初に診療や診察を受けることになる医療サービスへの窓口としての一次医療と言われる領域に関しては、その多くが圧倒的に民間（独立自営の開業医）によって構成されていることが多く、それらが基盤となって医療の供給体制全体を特徴付けている場合がある。例えば日本においても、その医療供給のあり方は、基本的に独立自営の開業医によってその多くが担われてきたという歴史が見られ、さらに公的な医療サービスの担い手は、一定の割合を占めているにせよ、かなり周辺的なものであった。

財源調達に関しては、その基本的な類型として税を用いる方法と、保険制度に基づく方法が主要なものとして存在する。(7) 後者に関しては、いわゆる社会保険と言われる公的な保険制度と純粋に保険の理論とその経済性に則った形で運営される民間の保険制度の二種類が存在する。(8) 税方式を取る国としてはイギリスやスウェーデンなどの北欧諸国、社会保険方式を採用する国としてはフランスやドイツなどの大陸ヨーロッパ諸国や日本、そして民間保険を中心として医療のための財源調達を行う国としては、アメリカやスイスなどを挙げることができる。

また調達した財源を、医療サービスを提供する医療者や医療機関に対してどのように配分するかという点も重要な制度的側面である。この配分に関しては、一つの医療サービス提供の制度において、一義的にその配分のあり方が決まるというよりは、複数の配分の方式が並存することが通常である。

配分方式に関しては、これまで出来高払い制（Fee for services）が基本的なものであった。ここでの出来高払い制とは、医療者および医療機関には、提供したサービスの量に応じて、その費用と利益が配分されることを指す。またこうした出来高払い制が取られてきた理由は、そもそも医療行為によって提供される「サービス」とは、通常の製品やサービスとは抜本的に異なり、患者側にその価格を即座に判断する情報が欠如している状況下において、医療者と患者の間での関係性に依拠した形で処理されることが基本だったためである。

しかし、こうした出来高払いという配分のあり方は、増大し続ける需要や経済環境の変化から、財源調達の困難性に直面し、見直しを迫られる状況に至る。そうしたなかで様々な形での配分の方式が試みられてきているが、例えば、ある疾病に対する医療行為や医療サービスの費用を個別に積み上げて支払うのではなく、疾病ごとに事前に額を決め支払いを行う「包括払い」(Prospective Payment System や Casemix based funding など）や、特定の地域内の住民一人当たりに対する平均的な医療費額を事前に決めておき、その地域住民数に対しての支払いを行う「人頭払い」(Population based funding）などがある。前者は、医療サービス提供におけるアウトカムの明確化を通して組織的な効率性を高めるインセンティブを組み込んだものである一方で、後者は組織レベルを超えてある一定地域における統合的な医療サービスのあり方とそのためのインセンティブを制度的に組み込んだものである。

3　日本における医療制度の展開

医療制度の現状

これら医療制度の諸側面から、日本の医療制度を見た場合、まず医療サービスの提供に関しては、民間による提供が一般的であるが、それらはいわゆる営利型の民間医療機関ではなく、医療法人に代表されるような非営利型の民間医療機関である。またその特徴は、その数の多さのみならず、明確な形での機能分化がなされていない点にあるとされ、こうした点は現在の医療施策上の大きな課題でもある。

また日本において、公的医療機関と言った場合、それらには病院および診療所からなる国立病院機構、国立がん研究センターや国立循環器病研究センターなどの国立高度専門医療研究センター、地方自治体立の医療機関が含まれることはもとより、日本赤十字社や恩賜財団済生会などが設置し運営する医療機関も広い意味での公的医療機関とみなす場合が多く、高度先進医療や政策医療の領域に関しては、公的医療機関の関与は大きい。

次いで財源調達の特徴としては、周知のとおり社会保険制度を通しての財源調達が行われているのであるが、同時に、税および自己負担も大きく寄与している。そうした点から検討するに、日本の医療に関わる社会保険制度が厳密な意味での保険としての制度的な枠組みを維持しえているかという点に関しては、議論のあるところだと考えられる。また自己負担に関しては、戦後一貫してその割合が増加してきている状況は、いわゆる資源配分の問題とも密接に関連するのであるが、基本的な制度下における財源調達の限界的状況を示しているとも考えられる。

財源調達の課題は、先進国に共通のものであると言えるが、日本の場合、財源の有効な活用、特にその配分に関して制度的な取り組みが見られるのは比較的近年のことである。日本の配分の制度的側面の中心をなすのが、診療報酬制度と呼ばれる制度である。これはいわば医療サービスの適応範囲とその価格を公的に決定する制度であり、こうした制度自体は日本だけに見られるものとは必ずしも言えないが、出来高払い制と相補的に、医療サービスにおける配分に関わる制度的側面を形作ってきた。だが、先にも述べたとおり、財源調達の限界的状況下においては、これらの維持が困難となるのは時間の問題であり、それに代わる新たな配分の仕組みとその制度化が求められている。

これからの日本の医療制度

これまでの国家レベルの医療政策上の決定プロセスは、非常に単純化して述べるならば、政府の医療行政を担う厚生労働省と、医師会をはじめとする種々の職能団体などを中心とする利害関係者らとの間での調整と妥協によって決定されてきた。医療に直接関わる事案などに関して、こうした調整の具体的な過程を中心的に担うのがいわゆる技官と呼ばれる医療専門職である。技官とは、中央省庁における官職で、厚生労働省においては、医師である医系技官をはじめ、看護系技官、薬系技官、獣医系技官など、医療専門職種に対応した技官職種が存在する。彼らは、主としてそれぞれが対応する職能団体などとの調整作業を通して政策を形成していくという大きな役割をこれまで担ってきており、そこには医療に関わる政策的な課題を検討するためには、いわゆる専門家的観点が必須であるとの前提的認識が存在してきた。

また、戦後自民党政権下における一般的な政策決定の大きな流れは、省内調整→外部有識者などを加えての審議会・検討会→事前調整・審査→政府与党調整→国会審議といったものである。なかでも政府与党調整作業の実質的な部分は、政務調査会にあり、さらにその部会である厚生労働部会における審議が非常に重要となる。こうしたプロセスにおいても医療に関わる政策的な課題に関しては、先の技官らの関与は大きく、専門家としての観点を担うものとしての位置付けが重視されることとなる。

つまり医療に関わる政策において、そこには国家という存在を背景とした「官」と「専門職」という二重の壁が存在しており(9)、官でも専門職でもない人間の医療政策への関心や関与を著しく難しいものにしていた。こうした状況に関しては、政権交代により、一定の変化も見られるが、依然として官と専門職という二重の障壁で囲われた医療政策上の課題を取り巻く状況が大きく変化するとは考えられない。

だがその一方で、こうした政策課題への対応プロセスが、構造的、制度的に壁にぶつかっていることは、日本の現在の医療制度と医療政策の現状を見た場合、容易に理解しうるところである。現在求められているのは、権威や専門性に裏付けられた知見や知識というよりも、一〇年後、五〇年後、そして一〇〇年後の日本の医療制度および国民の健康を、国家のありようを再検討しつつ、どのようなものとするかに関する構想であり、こうした構想を具体的な形にすることを求められているのは、我々一人一人であると考えられる。

注

(1) 本章では「医療制度」を広義に捉え、医療に関わる諸制度を広く内包したものとして検討を行う。具体的には、直接、医療サービスを提供することのみならず、人々の健康の維持、促進を目指す制度的な取り組みすべてを指すものとして、「医療制度」を捉えることとする。

(2) WHR2000において、エビデンスという考え方が強く打ち出された背景には、それまでの健康に関わる政策決定の多くが、イデオロギーや、さらには政治的な影響力によりゆがめられてきたという考え方が存在する。

(3) ここで議論されている「公平さ」に関する考え方は、いわゆる健康の社会的格差などの議論とは異なり、あくまでも特定の国における個々人を対象としたものであり、いわゆる健康の社会的格差が問題視する階級や人種・エスニシティといった観点にはそもそも関心を払っていない。こうした点の議論に関しては、Braveman et al. 2001 を参照。
（4）スチュワードシップという概念は、厳密にはいわゆるマネジメント的な原理や発想に基づくものというよりも、宗教的な観点をはじめとする、多様な概念的な源泉を持つものであるとされ、なんらかの価値観に基づいた目的志向性を帯びたものであるとされる（Saltman and Ferroussier-Davis 2000）。
（5）公平性の原理に関する考え方の歴史的な概観に関しては、石川 1991 を参照。
（6）この考え方の前提として、我々の健康の維持や向上に、医療や医療サービスが重要な役割を果たしているとの考え方が存在している。しかし、長期的に見た場合、国民全体の健康に対する医療の寄与に対して懐疑的な考え方も存在する。この点に関しては Mckeown 1979 を参照。
（7）財源調達の類型としては、これ以外に直接患者が、その費用を医療者や医療機関に支払うという直接支払いの類型もあるが、これには制度の介在性が非常に乏しいため、ここでの議論からは除くこととする。なお、日本における医療費の自己負担分（利用者負担）も、医療費財源を直接調達する方法であるとも言える。
（8）ただし、社会保険と民間保険の違いに関しては、それぞれの財源調達の仕組みにおいてかなり複雑な面があり、完全な分類は難しい点がある。例えば、民間保険を医療サービスのための財源調達の主要な手段としている場合であっても、こうした民間保険への加入を強制的に義務付けることにより、民間保険であっても半公的なものとすることは可能であり、さらに民間保険への加入に際して、国家がなんらかの形での財源的誘因を与えることにより、その加入を促進することも可能である。
（9）日本における医療専門職の自律性は、その免許（ライセンス）を国家の担当省庁が直接管理する国家資格であるという点に特徴がある。国家資格は、法律に基づいてその知識や技能が一定の段階以上に達していることを国家が確認し、国家がその権限に基づいて一定の行為を行うことを許可するものである。したがって、その行為の根源的根拠は、国家にあり、いわゆる他の先進国ほど相対的にその専門職としての自律性は高いとは言えない。

参考文献

Bambas, A. and Casas, J. A. 2003 "Assessing Equity in Health: Conceptual Criteria", R. Hofrichter ed., *Health and Social Justice: Politics, Ideology, and Inequity in the Distribution of Disease,* Jossey-Bass, pp. 321-334

Braveman, P., Starfield, B. and Geiger, H. J. 2001 "World Health Report 2000: How It Removes Equity from the Agenda for Public Health Monitoring and Policy", *British Medical Journal,* 323: 678-681

Coyne, J. S. and Hilsenrath, P. 2002 "The World Health Report 2000: Can Health Care Systems Be Compared Using a Single Measure of Performance ?", *American Journal of Public Health,* 92(1): 31-34

Iburg, K. M. and Kamper-Jørgensen, F. 2002 "Summary Measures of Population Health. An Overview", *Danish Medical Bulletin,* 49(3): 256-259

石川経夫 1991『所得と富』岩波書店

Lancet editorial 2001 "Why Rank Countries by Health Performance ?", *The Lancet,* 357: 1633

McKeown, T. 1979 *The Role of Medicine: Dream, Mirage or Nemesis ?,* Blackwell

Navarro, V. 2000 "Assessment of the World Health Report 2000", *The Lancet,* 356: 1598-1601

Ollila, E. and Koivusalo, M. 2002 "The World Health Report 2000: World Health Organization Health Policy Steering off Course-Changed Values, Poor Evidence, and Lack of Accountability", *International Journal of Health Services,* 32(3): 503-514

Pedersen, K. M. 2002 "The World Health Report 2000: Dialogue of the Deaf ?", *Health Economics,* 11(2): 93-101

Ranade, W. ed. 1998 *Markets and Health Care: A Comparative Analysis,* Longman

Saltman, R.B. and Ferroussier-Davis, O. 2000 "The Concept of Stewardship in Health Policy", *Bulletin of the World Health Organization*, 78(6): 732-739
WHO 2000 *The World Health Report 2000: Health Systems: Improving Performance*, World Health Organization

第7章　医薬品産業

松山圭子

本章では、医療産業のひとつである医薬品産業を扱う。医薬品産業が医療の中で重要なアクターであり、医薬品が医療に不可欠の役割を担いつつも薬害に見られるような負の側面をつくりだすこともあるといった状況は、従来も今日も変わっていない。そして、医薬品をめぐる社会問題は、薬害のように事件として現れたものを典型例として、医薬品産業の、あるいはこの産業と密接な関係を持つ官（旧厚生省、厚生労働省）や学（大学医学部）の反社会的行為や逸脱的慣習の所産であると論じられることが多かった。こうした論じ方には、必ずしも明確ではない問題を過剰に単純化したものも一部含むが、加害者の産・官・学の癒着ゆえに患者や市民が被害者となるというわかりやすい糾弾の構図が描かれていた。けれども、昨今、ドラッグ・ラグ（外国で使える医薬品が、日本での承認が遅れているために普通に使えないこと）や新しい医薬品開発の停滞など、従来とは異なった医薬品の問題が論じられることも多くなってきている（佐藤 2010）。また、薬害被害者らが医薬品企業や国に抗議や賠償請求を行うと、それを不当なクレームであるとして医薬品産業を擁護する論調が、その薬を使用する患者や薬に期待する市民の間からも出てきているように見える。[1] これらが、前述の医薬品産業を糾弾する議論とともに存在するということは、医薬品産業をめぐる問題が錯綜しているとも見えるであろう。

本章では、医薬品産業のこの現状への経緯を描き、医療社会学的または科学社会的な観点から浮き彫りになる医薬品産業の問題点を指摘したい。

1　近代医療における医薬品産業

特効薬探し

薬学史では、一九世紀初頭にドイツの薬剤師F・ゼルチュルナーがあへん（ケシの未熟果実から取る乳状液を乾燥させた粉末）から鎮痛薬モルヒネを単離したことをもって、近代製薬学の嚆矢とする。この後、神経興奮薬ストリキニーネ、マラリア治療薬キニーネなど、天然産医薬品（生薬）から化学物質の抽出単離が相次ぎ、さらに量産へと進んで製薬産業が成立した。一九世紀後半には、解熱鎮痛薬のアセチルサリチル酸（アスピリン）やアンチピリンのような化学合成品も生産されるようになった。さらに、細菌学によって病原体がつきとめられた肺炎、結核などの感染症に対しては、二〇世紀半ば以降、ペニシリンやストレプトマイシンなど抗生物質が発見され、量産されるようになった。現在は、心筋梗塞や脳卒中のような循環器疾患発症・再発の予防のためとされる降圧薬やコレステロール低下薬、抗がん剤と呼ばれるがんの治療薬、アルツハイマー型認知症の進行を遅延させる薬など、生活習慣病（かつては成人病と呼ばれた）や加齢に伴う疾患の治療薬が、先進国を中心とした世界各国で数多く販売され、使用されている。

近代医療における薬物治療を方向づけたのは特定病因論である。ある病気の原因として、特定の病原体や物質（その増加もしくは不足も含む）があり、それを撲滅する抗生物質など「魔法の弾丸」で病気を治せるというものであった（佐藤 1995：24-25, 1998）。現在、多くの抗生物質が無効な多剤耐性菌が出現しているし、ウイルスなどの病原体には特効薬の見つかっていないものが多い。そのため、魔法の弾丸の神話はその効力を失ったかのように思われるが、そうではない。今はまだ発見されていなくても、ある病原体やある物質に特異的に作用する薬があるはずだという信念は、細菌による感染症以外にも拡大されうる。これは、患者や医療者の立場からは特効薬への期待となり、医薬品産業の研究開発者にとっては、特効薬探索や新発見への推進力となる。

薬の作用を説明する学問である薬理学においては、人体には影響を与えず細菌だけを殺す抗生物質の選択毒性の理論のほか、鍵と鍵穴にたとえられる薬物受容体理論（レセプター理論）が中心的な考え方である。この理論は、鍵である薬が標的とする臓器、細胞、さらには分子だけに作用するというきわめて特異的な薬の効き目を説明する精緻なものとなってきている。ただし、その精緻さは薬の開発や効果を必ずしも裏打ちするものではない。たとえば、コレステロール合成を阻害するコンパクチンは、抗生物質探索の方法と同じく、カビ培養液から目的の性質を持った物質を選び出すことの繰り返しによって発見されている（遠藤 1991）。限られた狙ったところにだけ効いて、他のところには影響を与えないとされる特効薬の極致である「分子標的薬」が有害作用をあらわした例もある。

けれども、万能薬（パナケアともいう。日本ではかつての富山の反魂丹がこの一例とみなせる）とは対極にある特効薬が、近代医療におけるすぐれた薬である。それらを世界に先駆けて発見し、開発、量産して販売する能力を持つ企業が、現代の医薬品業界で生き残れる企業なのである。

特効薬の量産

薬の作用はきわめて特異的に狭くあることが医薬品の理想であるが、薬を量産し、利益をあげようとすれば、それを使用する人が多いほうがよい。がんや認知症など患者数の多い疾患の薬を開発販売しようとするのは当然であるが、その患者数をより多くできる戦略がある。

第一に、軽症患者や自覚症状のない患者に薬を使用させることである。たとえば、重症や中等症の高血圧患者のみならず軽症の高血圧患者も薬物療法の対象とする。高コレステロール血症の患者には、軽症でも食事療法だけで治療することを早々にきりあげて薬物療法中心の治療とする。さらに、血圧や血中コレステロール値の正常値の範囲を狭くして、予防的治療の重要性を強調すればするほど患者を増やすことができる。

第二に、薬物療法の既知の対象にとどまらず、医療の対象範囲を広げることである。たとえば、向精神薬は、日常生活の中のトラブルや身体疾患による不安や不眠などをこころの不調として、薬の適応とすることにより処方の範囲が広げられた（Abraham and Sheppard 1999, ヒーリー 2005）。これは、日常生活の医療化が薬の投与対象患者を増やすことを示すものである。

第三に、適応症の拡大がある。後述するキノホルムやクロロキンは薬害の原因となった医薬品であるが、いずれもアメーバ赤痢、マラリアという日本では患者数のきわめて少ない疾患の特効薬であった。にもかかわらず、それぞれ整腸剤、抗炎症剤として広汎な用途に使われた。

かくして、医薬品産業は薬を大量生産して、売上高や利益を伸ばすしくみをつくりあげることができるのである。

医薬品産業の経費

医薬品産業は、その性格上、多額の経費がかかる産業であると言われることがある。医薬品産業の側は、簡単には儲けられない医薬品という商品あるいは医薬品業界の特徴を、従来から一貫して強調してきた。その要因として主に次の三つがあるという。

第一の要因は、研究開発の成功率が低く、時間も費用もかかることである。新製品を簡単には産み出せず、研究開発費を多額に要する医薬品産業は、新製品を市場に出すまでの経費が他産業に比べ著しく割高であると言われる。たとえば、日本の医薬品業界団体である日本製薬工業協会の研究開発委員会によると、二〇〇四年から二〇〇八年の五年間で、合成あるいは抽出化合物六一万一五七六のうち承認取得にまで至ったのは二四だけである（成功確率は〇・〇〇四％未満）。開発期間も長くかかり、二〇〇八年に承認された二七品目（化合物の数ではなく、剤型の違いなども含めた商品としての数）の開発期間は一〇四・三か月（中央値）かかっていた（日本製薬工業協会 2010）。医薬品の場合、開発期間とは、治験（臨床試験）の実施を含む期間である臨床開発期間、および厚生労働省での審査期間の合計を指し、初回治験（初めて人体に投与する臨床試験）計画届提出日から承認日までの期間である。二〇一一年からは、臨床開発期間、審査期間ともに大幅に短縮されてきているが、それでも、二〇一三年度の新有効成分含有医薬品の開発期間は両期間をあわせ六一・〇か月（中央値）である。また、総務省「平成二六年科学技術研究調査」（二〇一四年一二月一二日発表）によると、医薬品産業の二〇一三年度の研究開発費は一兆三七一〇億円で、売上高比率は一一・七％である。この比率が二番目に高い業務用機械器具製造業は八・八一％、さらに情報通信機械器具製造業は六・二九％であることを見ても、医薬品産業の研究開発費の売上高比率が他産業に比べ、非常に高いことがわかる。

第二に、発売後も医薬品情報の提供や収集のためにかかる費用が高額であるという。他分野の産業でも行われている顧客へのアフターサービスや苦情処理といったものとは異なって、医薬品企業は副作用調査やそのデータに基づく添付文書の改訂などが義務づけられており、それらに必要な経費は他分野の商品に見られないものである。

第三に、いずれの国においても国家による規制が強く、開発、製造、販売などあらゆる段階で自由度が低いうえに、公的な医療保障にかかる費用を軽減すべく医療費抑制、特に医薬品費用の抑制を図る国が多く、医薬品産業にとっては逆風が続いているという。

しかし、研究開発に時間がかかるために、その費用が多額になるという第一の要因は、毎年のモデル・チェンジなど新製品を次々と発売しなくてもよいということでもあり、ひとつの新薬を成功させれば、十年以上にわたり利益を生み続けることもある一攫千金型の産業とも言い換えられる。

第二の要因である医薬品情報活動は、国によって異なるが、実質的には医師への金品の提供を伴う販売促進活動であることが多い。たとえば、米国では、実際に使用されることになる無料見本が配布される（米国では二〇〇一年、無料見本が一一〇億ドル相当にのぼり、調査に答えた医師の九二％がそれを実際に患者に使用したという。Kaiser Family Foundation 2002）。ＭＲ（medical representatives）と呼ばれる医薬品情報担当者は営業職という位置づけであり、日本では約六万五〇〇〇人のＭＲが活動している（公益財団法人ＭＲ認定センター 2014）。これにより、かかる情報活動費は医薬品産業に負担を強いるどころか、直接に医薬品売り上げを伸ばすためのものなのである。

第三の要因については、公的規制が強く社会保障制度にも組み込まれていることが、景気変動の影響を他産業よりも受けにくいという利点につながっている。

その性格上、他分野の産業に比し、とりわけ高経費であり、そのために儲けにくいという医薬品産業側の主張は、全面的に認められるわけではない。

2　日本における医薬品産業の展開

歴史的展開――明治期から現在まで

日本は、西欧で生薬成分医薬品が量産され始めた頃に明治維新を迎えた。マラリア治療薬キニーネ、麻薬モルヒネ、駆虫薬サントニンなどが明治初期から輸入され、明治二〇年代末（一八九〇年代）には解熱鎮痛薬のアンチフェブリンやアンチピリンなどの化学合成医薬品が輸入され始めていた。

このような状況下で成立してきた日本の医薬品企業は、二つのタイプに分けられる。そのひとつは、もともと漢方薬材料の生薬を商っていた薬問屋が西欧の医薬品を輸入し、さらには製造するようになった企業である。もうひとつは、国策によって日本薬局方（医薬品の品質や調剤等についての標準を示す公定書）収載品などの化学合成医薬品を製造販売する目的で育成された企業である。前者の例としては、後の武田薬品工業、塩野義製薬、田辺製薬、藤沢薬品工業など、後者の例としては、後の三共、大日本製薬、第一製薬などがある。なお、現在では薬問屋由来型と国策育成型の差異はほとんどなくなっているうえに、近年、企業どうしの合併による業界再編も進み、上述各社の中にも、第一三共、アステラス製薬（藤沢薬品工業と山之内製薬が合併）、田辺三菱製薬など、合併した企業が多い。

明治期以降、日本における医薬品産業の転機は、おもに戦争である。日清戦争（一八九四―九五年）、日露戦争（一九〇四―〇五年）と、戦争のたびに医薬品需要の高まった軍に納入すべく、医薬品の輸入や製造が増えた。第一次大戦（一九一四―一八年）当時、敵国ドイツをはじめヨーロッパから医薬品を輸入しにくくなった日本は、ドイツの特許権を消失させて国産医薬品を増やした。一九二〇年代から三〇年代にかけて、特に一九三一年の満州事変以降の戦時体制では、日本の医薬品産業は感染症を治療する化学療法薬のサルファ剤、覚醒剤、解熱鎮痛薬のアスピリンなどの国産品を増産した。一方、欧米で発見された抗生物質の導入や量産には取り残された。第二次大戦（一九三九―四五年）中に、欧米で製品化されていたペニシリン、発見されていたストレプトマイシンは、日本では戦後も貴重品だった。

第二次大戦後、日本での医薬品生産額の薬効分類第一位を占めたのは、一九五八年以降一九六〇年代はビタミン剤、一九七〇―八〇年代は抗生物質、一九九〇年代以降は循環器用薬である。二〇〇七年には循環器用薬の生産額は医薬品の総生産額の二三・七％を占め、かつて総生産額の四分の一以上を占めていた抗生物質は五・一％で第六位である（厚生省および厚生労働省の毎年の「薬事工業生産動態統計調査」）。ビタミン剤は日本独特の総合保健薬とも呼ばれる医薬品で、栄養補給や疲労回復のために処方箋の不要な、いわゆる大衆薬（OTC: over the counter, カウンターごしに販売する薬の意味）として多用された。抗生物質は、「風邪にもマイシン」と言われるような過剰使用を生み出した。これは、風邪の一種とされるインフルエンザはウイルスが病原体であるにもかかわらず、ウイルスに無効な抗生物質が投与されることを意味する（マイシンとは、抗生物質の登場当時「〇〇マイシン」という名称のものが多かったことから、抗生物質全般を指す）。さらに、循環器用薬とは、日本人の三大死因のうち二つまでを占める脳血管疾患、心疾患の予防的治療を行う医薬品であり、世界一の長寿国を象徴する医薬品需要であると捉えられている。

輸出志向であった他の製造業とは異なり、日本の医薬品産業は長らく内需依存型産業であり、新薬開発の技術力も不足していて、海外技術依存型であると言われてきた（松山 1995）。その原因が日本の代表的医薬品企業の出自と性格、すなわち明治以前からの薬問屋の流れをひく同族企業という点に求められたこともあった。しかし、これは説得力を持たない説明である。似たような出自を持つ医薬品企業は欧米にも少なくないし、日本の他分野の産業では、伝統的家内企業や同族企業から出発しつつ、輸出型企業となった例も多いからである。日本の医薬品産業の展開は、その出自よりも戦後に成立した独特の医療行政や業界の慣習に注目して説明すべきであろう。

医薬分業の未実施と薬価差益

日本における医薬品産業を独特なものにした要因として、かつてもっとも強調されていたことは医薬分業の未実施であった。法制度上は、医師が処方し薬剤師が調剤するという医薬分業は、日本でも一九五一年に改正された医師法、歯科医師法、旧薬事法により規定されていた。すなわち、医師・歯科医師は、患者または現にその看護に当たっている者に対して処方箋を交付しなければならず（医師法第二二条、歯科医師法第二一条）、また、薬剤師でない者は調剤業務を行ってはならない（薬剤師法第一九条）。ところが、例外規定があるために、実際には病院内の診察室と薬局の間で行われる、いわゆる院内処方箋に基づく調剤以外はほとんど行われず、特に開業医の場合、医師みずからが医薬品を患者に売る立場となっていた。

これが国民皆保険である健康保険制度における薬価基準のしくみと結びついて、日本の医療を薬漬けに導いたとされていた。薬価基準とは国が決める医薬品の価格であり、厚生省（現厚生労働省）が販売を承認した新しい医薬品は薬価基準に収載されることにより、健康保険制度のもとで使用可能となる。健康保険制度では、医療機関は、診療にかかった費用のうち患者本人の負担分以外を後日、審査支払機関（社会保険診療報酬支払基金および国民健康保険団体連合会）に請求する。このときの医薬品の価格は薬価基準の価格である。しかし、実際に医療機関が薬の卸売業者へ支払う金額はそれよりも値引きされており、薬価基準からの差額が医療機関にとっての利益となる。これを薬価差益という。

医薬分業体制をとっていない医療機関の場合、値引き率が大きければ大きいほど、かつ差益を出す医薬品を大量に処方すればするほど収入増となる。医薬分業が実施されていれば、薬局ではない医療機関が薬価差益を得ることはありえず、医師が大量処方をする動機づけとはならない。だから、医薬分業の未実施はよけいな薬を大量に使用させる「薬漬け医療」の元凶と言われてきた。

もともと薬価基準は第二次大戦後、医薬品供給不足の時代に、価格高騰に歯止めをかけるために設定されたものであった。当初は、市場価格が薬価基準を下回ることは想定されていなかったのである。ところが、医薬品の供給不足が解消し、むしろ過剰な医薬品の激しい販売競争が繰り広げられるようになり、企業間での薄利多売合戦が市場価格の低下をひきおこした。にもかかわらず、低価格は薬価基準にあまり反映されなかった。

かつて市場価格が極端に低価格である場合には、卸売業者から医療機関への納入価格が、卸売業者が製薬会社から購入する価格よりも安いことすら少なくなかった。この卸売業者の損失は、製薬会社から卸売業者への値引き補償やバック・マージンと称するもので後日補塡された。こうした慣行は、医薬品の流通経路において製薬会社と卸売業者との間で系列が形成され、製薬会社が値引き可能な範囲をあらかじめ卸売業者に提示した中で、卸売業者が医療機関と取引していたから可能となったものであった。

薬価差益のために不要な薬が処方され販売されることは、患者ひいては国民の不利益となるものである。しかし、一九七〇年代（国の制度としては一九七三年から十年間）の老人医療費の自己負担無料化をはじめ、健康保険制度では患者が医療機関の窓口で直接支払う費用が実際の医療費のごく一部であったために、大きな不満とはならなかった。こうして、上述のような薬価差益維持の、患者には見えない取引慣行が、医療機関、製薬会社、卸売業者の三者すべてを儲けさせて続いていた。

医薬分業の普及と薬価算定方式の改変

日本の医療や医薬品企業の姿を他の先進諸国のそれらとは異なった様相にしていたとされる制度上の二要因、すなわち医薬分業の未実施と薬価算定の方式には、その後、変化が見られた。

まず、医薬分業を推進するために国は、健康保険制度の診療報酬において、病院・診療所に対しては処方箋料の引き上げ、薬局に対しては服薬指導や薬歴管理指導等を含めた技術料の新設、国立病院などモデル病院へは処方箋発行を勧奨する指導を行った。その結果、日本薬剤師会のデータによると、二〇〇九年度（平成二一年三月〜平成二二年二月）には分業率の全国平均が六割を超えた（日本薬剤師会 2010）。

次に、薬価算定方式はそれまでのバルクライン方式[2]を改め、一九九二年四月より、現行の銘柄別加重平均一定価格幅方式（R幅方式）[3]が実施された。この制度の改変は、医薬品の流通の変化に連動している。行政指導により、一九九一年から一九九二年にかけて製薬企業と卸売業者間の取引は建値制（新仕切価格制）に移行した。つまり、製薬会社は卸売業者への納入価格を建値という形で提示し、卸売業者から医療機関への販売価格は卸売業者の裁量にまかされることになった。卸売業者と医療機関の間の価格交渉に製薬企業は介入せず、製薬企業と卸売業者の間の系列という関係も希薄になっていった。

以上のように、薬価差益を増やそうとして医師が患者を薬漬けにしかねないと言われた制度は、すでに変貌をとげつつある。ならば、薬の過剰使用や不適切な使用の問題はもはや過去のものとなったのだろうか。否、それらの問題はなくなっていないし、従来から医薬分業が行われている他の先進諸国においても、薬害は存在した。実は、薬価差益による医薬品の過剰処方が言われていた当時、開業医よりも勤務医が多かったが、勤務医には薬の処方による直接の儲けはない。また、医薬分業の普及により、医師の処方行動が大きく変わったという報告はこれまでのところ見られない。

医薬未分業では薬価差益が薬漬け医療を招き、それが薬害の源であるという説明は、医師から患者への直接の投薬行為とは医師が薬を売って儲ける商行為にほかならないということに注意を喚起するものであった。それは重大な問題の指摘ではあった。けれども、後述するように、医薬品産業が医師に与えるものには、薬価差益以上に医師の持つ医学知識への多大な影響がある。製薬会社が薬価差益のうまみを届けられなくなったときには、この影響力がますます重要になってくる。それを軽視していたのが、医薬分業で薬価差益がなくなれば薬漬け、ひいては薬害の問題は解消されるという説明であった。

「ローカル・ドラッグ」から「ブロック・バスター」へ

二〇一二年度の日本の医薬品の売上高は約七兆円である。厚生労働省「平成二四年薬事工業生産動態統計年報」によれば、六兆九七六七億円、このうち医療用医薬品の生産額は六兆二六三〇億円で、約九割を占めている。二〇〇七年度の厚生労働省「医薬品産業実態調査報告書」によれば、医療用医薬品の売上高は七兆三七三二億円である。この規模は六六七四億ドルの世界市場の中で約八・八％に相当し、米国についで第二位である。医薬品の輸出入額を比較すると輸出額よりも輸入額のほうが多い入超の状態が続き、その金額も一九九〇年代から二〇〇一年までは二〇〇〇億円台で推移していたが、輸出入額とも増えた二〇〇七年には入超金額は七六〇〇億円を超えている（財務省「貿易統計」）。また、輸入のみならず、日本国内における医療用医薬品販売高のうち約四分の一程度は、外資系産業によるものである（厚生労働省「医薬品産業実態調査」）。技術導出入収支（特許、技術指導など技術の提供、受け入れによる諸外国との収支）も一九九〇年代半ばまでは入超が続いており、九五年の新規契約分は三五億二〇〇〇万円の入超であった（総務省「科学技術研究調査報告」）。以上からは、前述の通り、医薬品産業は日本の製造業の中では珍しく内需依存であり、国際競争力も弱いと言われることが裏付けられているようである。自前の開発力、技術力が劣っているために外資系の企業や海外から導入される技術に依存し、純国産の医薬品は日本国内でしか売れないものなので、内需依存とならざるをえない――これが、日本の医薬品産業の姿であると長年、言われてきた。

実際に、日本の医薬品産業の場合、国内でしか販売されない「ローカル・ドラッグ」が多かった。このローカル・ドラッグは大きく二つに分けられる。

ひとつは、日本以外では医薬品と認められていないものである。かつて宣伝され、後にその有効性を否定された唾液腺ホルモンのパロチン、抗がん剤のクレスチンなどに代表される。パロチンは世界中の医学や薬学の教科書には記載されていないホルモンであり、眉唾と言われながら使われ続けた。一九七七年に発売されたクレスチン（クレハ製造、三共販売、現在は第一三共販売）は、カワラタケというキノコの菌糸体抽出物である。一九八一年から一九八七年まで日本の医薬品の売上高第一位を保っていたが、一九八九年一二月に公表された厚生省の再評価で適応範囲を著しく制限された。つまり、効かない薬の大量販売が日本でのみ十年以上にわたり続いたのである。

もうひとつは、評価の定まった医薬品に似た同種同効品である。画期的な新薬（医薬品業界用語で「ピカ新」という）を開発できなくとも新製品を持つことを迫られる製薬企業が、化学構造式も薬理作用もよく似た、既存の薬物と同じグループに属する薬物を新薬（「ゾロ新」という）として開発するものである。これは各国の製薬企業でもよく行われるものであるが、輸出する価値がなければ、ローカル・ドラッグにとどまる。

けれども、二〇世紀末以降、高コレステロール血症治療薬の「メバロチン」（三共、現第一三共、一九八九年発売、二〇〇三年度には国内外あわせ二〇五四億円の売上）、前立腺肥大症治療薬「ハルナール」（山之内製薬、現アステラス製薬、一九九三年発売、二〇〇九年度売上高三八七九億円）、消化性潰瘍治療薬「タケプロン」（武田薬品、一九九二年発売）、糖尿病治療薬「アクトス」（武田薬品、一九九九年発売）、アルツハイマー型認知症治療薬「アリセプト」（エーザイ、一九九九年発売）などのように、日本で開発され海外へ輸出されて、各社の有力製品となっているものも出てきている。年間十億ドル以上の売上のある製品を「ブロック・バスター」と称するが、このような超大型製品を数品目、ときには一品目でも発売できれば、製薬企業は利益を確保できる。[4]

以上のように、大型新薬の意義は製薬企業にとって大きく、そのような新薬を国際的な競争が激化する中で開発できる体制をつくり維持するべく、企業どうしの合併や買収がさかんに行われている。

3　医薬品産業の現状

繰り返される薬害

薬害とは、薬の使用によってもたらされる健康上の被害を指す。ただし、薬の「副作用」と異なり、狭義の医学や薬学の中にとどまる言葉ではない。医学・薬学の負の側面に政治的社会的要素も加味されてそう認識されるものである。もともと、医学・薬学知識の不確実性のために医薬品の副作用（有害作用）があり、また、医療現場で薬物療法を実践する際に誤用やミスが避けられないということがある。しかし、それ以上に、医薬品が使われたり開発されたりする場や条件次第で、医薬品の有害反応は起こりやすく見逃されやすくなる。場や条件とは産・官・学のありようによって決まると考えられ、以下のように社会問題としての薬害だと捉えられるのである。

日本では、整腸剤として汎用されたキノホルムによるスモン（subacute myelo-optico-neuropathy の略称、亜急性脊髄視神経症。一九五〇年代〜七〇年に多発、認定患者だけで一万人以上）、妊婦がつわり止めとして使用した催眠剤サリドマイドによる上肢奇形や四肢奇形などの先天性障害（一九五八〜六二年に販売、被害者約一二〇〇人）、もともとはマラリア治療薬なのに腎炎ほかさまざまな疾患に使われたクロロキンによる視覚障害（一九五五年発売、七一年までに被害者千人以上）、ＨＩＶ汚染非加熱血液製剤による薬害エイズ（一九八三年社会問題化、一九九六年の厚生省調査では四千〜五千人の血友病患者のうち一七七一人がＨＩＶに感染）、ウイルス汚染血液凝固因子製剤・注射器による薬害肝炎（一九八七年フィブリノゲン製剤使用後の肝炎発症報告、一九八〇年以降だけで一万人以上がC型肝炎を発症したと推計されている）、肺がん治療薬ゲフィチニブ（商品名イレッサ、二〇〇二年七月発売）による致死的な急性肺障害・間質性肺炎（市販後五か月間で死者は約一八〇人）など、いずれも深刻な被害を生んだ薬害が繰り返されてきている。これらは、すでに述べた医薬品産業の販売姿勢、および産・官・学癒着の構造に起因するものとして報道され、多くの著作（宝月編 1986、浜 1996、片平 1997 など）が発表されてきている。

栗岡幹英は「医療産業は、営利排除・仁術志向の医療的道徳空間のなかで営利活動を行うという、一種の矛盾を抱えている」（栗岡 1999: 231）と述べている。検査や薬は、一般市民や患者に医療技術の恩恵をもたらすかに見えて、「検査漬け」や「薬漬け」という言葉があるように、ときに害悪をもたらし金儲けの具と化しているとも語られる。しかし、栗岡も指摘したように、医療機器の語られ方と医薬品のそれには、違いが見られる。医療機器による事故も起きているにもかかわらず、それは医療機器メーカーの問題というより医療者個人、医療機関、そして医療従事者の資格制度の問題として語られることが多い。たとえば、がん治療のためのリニアック療法における放射線過剰照射事故が報道されたときも、リニアック装置製造業者の問題としてそれを報道した例はなかった（たとえば、ＮＨＫ「クローズアップ現代／見過ごされた一一年」二〇〇三年一一月二〇日放送）。

薬の使用による健康被害も、処方箋の書き間違い、調剤や与薬のミスという医療者の失敗による単発の医療事故の事例として語られている場合、それは薬害とは呼ばれない。健康被害の多発事例が医薬品企業の開発や販売の問題、国の医薬品行政の問題として語られて初めて、薬害と呼ばれるようになる。さらに、薬害の被害者自身も自分に薬を処方した医師よりも、製造販売した製薬企業を強く非難するケースがある（栗岡 1986）。

薬害が起きる要因としては、国際的な企業が世界各国で販売して起こす場合（サリドマイド、ＨＩＶ汚染非加熱血液製剤）のように各国共通のものがある一方で、日本特有の事情を指摘されるものもある。日本で長年販売され続け多くの犠牲者を出したキノホルム、有害作用発現やその可能性が強いと外国で指摘されたあとでも使用が禁止されず、販売が続けられたサリドマイドやＨＩＶ非加熱汚染血液製剤は、後者の代表例である。

薬害をひきおこしうる産・官・学のありようとは次のようなものである。まず、企業と官僚、企業と医師・医療機関との間の、明らかに違法な、あるいは反倫理的な関係と指摘できるものがある。たとえば、退職した官僚が医薬品企業に再就職する天下りは違法ではないが、現役官僚が将来の再就職先に対する監督や指導を手加減しかねないとして、倫理的に問題があるとされる。また、大学医学部教授らが医薬品企業の新薬開発にかかわったり、その承認審査に関係ある厚生労働省の業務についたりするとき、同じ研究室やグループに属する人物たちが薬を審査される側と審査する側の双方にいることがある。これは「一人二役」問題と言われ、反倫理的である。さらに、利益相反の問題がある。利益相反とは、大学の研究者が製薬会社との経済的な利益関係を持つことにより、研究で必要とされる公正かつ適正な判断が損なわれる、または損なわれるのではないかと第三者から懸念が表明されかねない事態のことである。これは、反倫理的な研究となるおそれがあるとして、各学会指針や大学の倫理委員会のルールで規制され、違反した場合には制裁措置もありうるし、違法行為として損害賠償を請求されることもある。

しかし、あまり意識されないものの問題なのは、医師が専門家として行う業務、すなわち病気の診断や治療法の選択に、あるいは患者や一般市民が健康問題に対処する日常の行動に、医薬品企業の思惑や戦略がしのびこんでしまっているということである。食事療法だけで治療可能な病気に医師が薬の処方をしたり、患者が薬の処方を期待したりするその薬物療法の知識は、正しい医学・薬学知識だから普及したのだろうか。それは、次項で述べる医薬品産業が行う医学・薬学知識の産出と伝達の問題と言い換えられる。

医薬品産業が行う知識産出と伝達

製薬会社から卸売業者への値引き補償制が廃された時期、製薬会社の医薬情報担当者は、かつての通称「プロパー」を「MR」と改め、医療機関との価格交渉という業務から離れた。これを「本来の業務である製品情報の提供に専念」（池尾 2003: 109）することとなったとして、肯定的に評価する向きもある。けれども、この医薬情報提供という業務こそ、自社製品に関する肯定的評価の情報や自社製品を使用しやすくする理論の情報を、科学知識伝達の形をとって提供する営業活動である。そして、医薬品に関する医師らの知識は、この活動によるところ大なのである。

それはＭ・シルバーマンとＰ・Ｒ・リーが一九七四年に米国で、医薬品企業が「薬の使用を医学界におしえる主役という地位を捨て、この役割を医療専門家に返上」（シルバーマン／リー 1978: 264）すべきであると述べた状況のままである。二〇〇〇年には、英国出身の精神科医で薬理学者のＤ・ヒーリーが『プロザックを与えよ』（フランス革命勃発時パンを求めて民衆が蜂起したと聞いて、王妃マリー・アントワネットが言ったとされる言葉「(パンがなければ）お菓子を与えよ」のもじり）という題の書籍をカナダで公刊した。そこには「プロザック、ゾロフト、パキシルは飲料水に混入されているわけではないが、私たちが呼吸している文化の中に混入されている」（プロザック、ゾロフト、パキシルはいずれもＳＳＲＩという種類に属する抗うつ薬の商品名）とある（ヒーリー 2005: 351）。

つまり、医薬品産業の販売体制は、医薬品を大量に販売するのに好都合な医学や薬学の知識の普及と結びついている。むろん医薬品以外のさまざまな商品でも、たとえば自動車を単なる輸送の手段ではなくレジャーに必需のものとする習慣を広めたり、不要不急の衣服なのに季節ごとの流行を追う風潮を定着させたりといった広告や宣伝の戦略がとられることはある。しかし現在多くの国で、医薬品、特に大衆薬ではない医療用医薬品は、それらを直接使用する患者への広告が禁じられている中で、医学や薬学の研究発表、医学生・医療従事者への教育支援、市民への啓蒙として、すなわち営利とは無関係な形を装って、それらの使用を推奨する知識が伝達されるのである。

経済学者の西村周三はかつて、産業としての医療には、患者や市民の利益である「公益」、医療機関や医療関連産業が追求する「私益」、専門家支配を具現している医師集団の「集団益」のトリレンマがあると述べた（西村 1996）。西村によれば、公益対私益という軸で分析されることの多い現代の医療ではあるが、その分析からはきわめて陳腐な理解しか得られず、医師集団の行動パターンの解明が重要であるという。「医薬品産業などの営利企業が医療を食い物にして利益をあげる」から医療費が高くなり薬害も起こると言いきれるほど話は単純ではない。西村は、医師が医薬品産業に対して抱く「うまくしてやられている」といった被害者意識は、医師集団が専門家集団として医療資源の適正利用に真剣に取り組んでこなかった、つまり、本来の「集団益」を追求してこなかったことのあらわれと捉えている。そのうえで西村は、研究者あるいは専門家としての医師が「産業の利益という巨大な大海の中にさまよえる、小さな小舟でしかないという認識に欠けている」ことこそが危険であると指摘している。

医薬品産業からの医師や科学者への研究資金提供は、医師ら個人の私腹を肥やすという意味が薄まり、医師や科学者に利益相反の当事者であると認識されにくい。しかし、製薬会社からの請負仕事のような臨床試験を行う場合に限らず、画期的新薬につながるかもしれない新しい基礎医学の知識を産み出す場合でも、それらの費用を医薬品産業が負担することは、医薬品ひいては医学に関する知識生産が医薬品産業の私益によって方向づけられやすいことを意味する。

また、研究に直接携わらない医師や薬剤師にとって、医薬品産業が唱道する薬物療法が学ぶべき最新の医学や薬学の知識であるということは、医師らが医薬品産業のマーケティング戦略対象のまっただ中にいるということを意味している。本来、医師らは医療の専門家のはずであるのに、その専門の知識や技術を方向づけているのが自分たち以外なのだということに危機感を抱かないことこそが、西村の言う

「認識に欠けている」状況であろう。製薬会社の配布する診療ガイドラインのような冊子は、研修医ほか医師にとって重宝なものである。専門家の集団益には集団の経済的利益が含まれるのは当然ではあるが、専門職により特徴的なのは、専門職の品質を保つための自律的装置によって自分たちの地位を維持向上させるという利益である。その自律的装置である専門医制度や生涯教育の制度の中にも、医薬品産業からの支援が入り込んでいる（Brody 2007: Chapter 11）。

一般市民向けの講演会が、製薬会社の提供や後援により開催されることも少なくない。製薬会社はこれらをＣＳＲ（企業の社会的責任）を果たす活動と位置づけている。メディアが製薬会社からの情報を批判的に解読することをせず、製薬会社の広報のような報道をすることもある。たとえば、肺がん治療薬イレッサについては、その輸入承認前から臨床医学上の有用性を保証するものではない「分子標的薬」という薬理学の知識中心の新聞記事が続いたが、これは販売元のアストラゼネカ社が普及に力をつくした理論であった（松山 2003）。また、製薬会社の支援を受けた患者団体も、知らず知らず製薬会社による啓蒙教育に影響された患者たちも、早期の新薬承認を求めたり、発売取り消しの決定を限定的処方の許可に変更させたりという、きわめて具体的な運動をするケースがある（Brody 2007: Chapter 13）。

知識不全を活用する産業

本章冒頭で述べたように、医薬品企業や国が加害者であり患者や市民が被害者あるいは潜在的被害者という構図におさまらない論調が近年目立っている。すなわち、①肺がん治療薬イレッサやインフルエンザ治療薬タミフルのように、使用や承認の是非について医師ら医療従事者の間でも患者や一般市民の間でも、意見が大幅に異なる薬があること、②たいして必要でもない薬が承認され量産販売されるから、薬漬けと呼ばれる事態になるのだという薬の過剰への批判の一方で、患者に必須の薬が承認されない、患者が使いたい薬を入手しにくいといった薬の過少への批判がなされること、③がん治療薬や認知症治療薬など待望される薬の開発が進んでいないほか、医薬品産業の停滞や衰退を危惧する論調が産業内の関係者のみならず、政府、医師や研究者ら、マスメディアの中でおおっぴらに展開されることが珍しくなくなってきたことなどである。

タミフルによる脳症の被害者遺族が販売中止を求める一方で、新型インフルエンザ対策のためにタミフル備蓄を求める市民がいる。こうした事例の論争は、医療者や市民の持つ知識の誤りや不足を正し、専門家の利益相反による知の歪曲を摘発するというだけでは解決されない。社会が科学の不確実性への対処を知らないという意味での知の失敗も含めた、あらゆる知識不全への対処が求められているのである（松山 2010）。

ところが、医薬品業界は、近年「育薬」という言葉を広めようとしている。[5] 医薬品企業は、科学知識が不確実なことを理由に、薬のリスクへの理解を市民に求めつつ、薬を使用する患者の中から「スーパーレスポンダー」（著効患者）探しをすることまで育薬という段階に位置づける。市販後の育薬の結果として、有害作用があらわれにくい人、薬によく反応する人の因子や属性が各人の使用前にわかるようになることは有意義だとしても、知見が集積され因子や属性が特定されるまでの間、患者はリスクにさらされ続けることになる。医薬品産業にしてみれば、育薬の真っ最中は、たとえリスクが表面化しても言い訳が可能である。

自動車の新しい技術、たとえば自動ブレーキについて、まだ新しいものであるから、発売後に未知の欠陥が見つかっても、それは自動車という商品を育てている最中のことだったとして、やむをえないものとは考えない。ところが、「薬はリスク」「副作用のない薬はない」から、ある程度の有害作用はやむをえないものとして甘受する患者を、医学・薬学知識に精通した賢い患者として扱う。そのような患者に対し、医薬品産業側が患者も育薬の担い手と言う。それどころか、予測のむずかしかった有害作用をひきおこしたケースでも、発売前の臨床試験が不適切で見逃していた有害作用が発現したケースでも、育薬という言葉を使うことにより、すべて区別なく扱われてしまいかねない。さらに、育薬という言葉は、医薬品という商品を介して医薬品産業と患者が直接的な利害対立者となる関係まで覆い隠してしまう。

このように、育薬のまっただ中にある間、医薬品産業は、知識不全に取り組むどころか、自らの、さらには産・官・学に広がる知識不全を活用していると言えよう。とすれば、ある病気を治療したり予防したりする薬が本当に過剰なのか、あるいは過少なのかも含め、医薬品のあり方を検証し、評価する知識を薬の使い手である市民が産み出さねばならないのである（松山 2010）。

注

(1) 肺がん治療薬イレッサの薬害訴訟の原告に対し、①がんの薬に副作用はつきものである、②イレッサが有効だった患者もいる、③訴訟ががんの薬の開発や承認を遅らせる要因となる、という批判がなされ、インターネット上の掲示版では原告をモンスター・ペイシェントと呼ぶ匿名の投稿もあった。

(2) 薬価基準算定のバルクライン方式とは、たとえば九〇％バルクライン方式なら、医療機関に対する実売価格をもっとも安いものから順に並べ、数量で見て九〇％にあたるところの価格を現行薬価として採用するという方式である。製薬会社としては、一部の納入先に対して高価格を維持しておけば、同時に安売りをしていても、極端に薬価基準が下がることはない。

（3）薬価基準算定の銘柄別加重平均一定価格幅方式（R幅方式）とは、銘柄ごとに全取引価格の加重平均値に現行薬価の一定割合（一定価格幅、R幅と呼ぶ）を加算したものを新薬価とする方式。R幅はこの方式が適用された一九九二年には一五％だったが、段階的に縮小され、二〇一四年一二月現在、二％である。この方式が採用された結果、薬価基準は低下した。

ただし、これは既収載医薬品の薬価算定方式のひとつであり、さらに低薬価となる方式が適用される医薬品もある。また、新医薬品の薬価は、類似薬効比較方式、原価計算方式という別の算定方式である。厚生労働省保険局医療課「現行の薬価基準制度について」（平成二一年四月、薬剤管理官　磯部総一郎）参照（http://www.kantei.go.jp/jp/singi/titeki2/tyousakai/kyousou/sentan/dai6/siryou3.pdf）。

（4）ただし、二〇一四年現在、アクトスについては、膀胱がんをはじめとする発がん性のリスクへの注意が不足していたとして患者が損害賠償を求めるなど、三千件以上の訴訟が米国で行われている。

（5）日本薬学会や日本製薬工業協会（製薬協）によれば、育薬とは、市販後医薬品が広く使われて初めて明らかになる知見を取り入れ、医師、薬剤師、製薬企業関係者、研究者、患者らが、それぞれの立場で薬をより使いやすく有効性および安全性の高いものに育てていくこととされる。毎年発行される冊子『製薬協ガイド』では二〇〇三年版に初めて記載された。

参考文献

Abraham, J. and Sheppard, J. 1999 *The Therapeutic Nightmare: The Battle over the World's most Controversial Sleeping Pill*, Earthscan

Brody, H. 2007 *Hooked: Ethics, the Medical Profession, and the Pharmaceutical Industry*, Rowman & Littlefield

遠藤章 1991「HMG-CoA還元酵素阻害剤の開発をかえりみて」『医学のあゆみ』157(13): 720-722

浜六郎 1996『薬害はなぜなくならないか――薬の安全のために』日本評論社
ヒーリー、D. 2005『抗うつ薬の功罪――ＳＳＲＩ論争と訴訟』田島治監修・谷垣暁美訳、みすず書房
宝月誠編 1986『薬害の社会学――薬と人間のアイロニー』世界思想社
池尾恭一 2003「医薬品メーカーの流通チャネル政策」片岡一郎・嶋口充輝・三村優美子編『医薬品流通論』東京大学出版会、pp. 85–112
Kaiser Family Foundation 2002 *National Survey of Physicians Part II: Doctors and Prescription Drugs.* http://www.wcl.american.edu/pijip/documents/Kaiser-March2002.pdf
片平洌彦 1997『ノーモア薬害――薬害の歴史に学び、その根絶を』桐書房
Kessler, D. A. et al. 1996 "Approval of New Drugs in the United States: Comparison with the United Kingdom, Germany, and Japan", *Journal of the American Medical Association* 276(22): 1826–1831
公益財団法人ＭＲ認定センター 2014「２０１４年版ＭＲ白書――ＭＲの実態および教育研修の本調査」http://www.mre.or.jp/whitep_guideline/pdf/2014hakusyo-01-11.pdf
栗岡幹英 1986「薬害被害者の意味世界の諸相」宝月誠編『薬害の社会学――薬と人間のアイロニー』世界思想社、pp. 58–96
栗岡幹英 1999「医療産業」進藤雄三・黒田浩一郎編『医療社会学を学ぶ人のために』世界思想社、pp. 220–236
黒田浩一郎編 1995『現代医療の社会学――日本の現状と課題』世界思想社
李啓充 1998『市場原理に揺れるアメリカの医療』医学書院
李啓充 2000『アメリカ医療の光と影――医療過誤防止からマネジドケアまで』医学書院
松山圭子 1995「製薬産業」黒田浩一郎編『現代医療の社会学』世界思想社、pp. 123–145
松山圭子 2003「「知の失敗」としての薬害を考えるための覚え書――「イレッサ」報道記事「『夢の抗が

ん剤』落とし穴」に落とし穴はないか」『青森公立大学紀要』9(1): 47-61
松山圭子 2010「市民発レギュラトリーサイエンスの可能性――市民科学は知識不全を救えるか」『青森公立大学紀要』15(2): 27-42
日本製薬工業協会 2010『DATABOOK 2010』医薬出版センター
日本薬剤師会 2010「処方せん受取率の推計「全保険（社保+国保+後期高齢者）」平成21年度調剤分」http://www.nichiyaku.or.jp/contents/bungyo/h21/uke21nendo.pdf
西村周三 1996「産業としての医療――公益・私益・集団益のトリレンマ」井上俊ほか編『岩波講座 現代社会学14 病と医療の社会学』岩波書店、pp. 109-126
佐藤純一 1995「医学」黒田浩一郎編『現代医療の社会学』世界思想社、pp. 2-32
佐藤純一 1998「抗生物質」佐藤純一・黒田浩一郎編『医療神話の社会学』世界思想社、pp. 30-32
佐藤健太郎 2010『医薬品クライシス――78兆円市場の激震』新潮新書
進藤雄三・黒田浩一郎編 1999『医療社会学を学ぶ人のために』世界思想社
シルバーマン、M.／リー、P. R. 1978『薬害と政治――薬の氾濫への処方箋』平澤正夫訳、紀伊國屋書店
Starr, P. 1982 *The Social Transformation of American Medicine*, Basic Books
吉森賢編 2007『世界の医薬品産業』東京大学出版会

III　現代医療の周縁

第8章　精神医療

高橋涼子

1　近代医療における精神医療

近代医療における精神医療とは、広く「狂気」というカテゴリーで解釈され対処されてきた現象を「精神病」として医学的に診断し治療する一連の解釈と技法の体系であり、欧米における近代社会の成立と進行とともに形成されてきた領域である。その体系は、日本など非欧米地域にも近代化とともに取り入れられ、「狂気」に関するローカルな文化の体系を越えた国際的なスタンダードとして扱われている。

このような精神医療の成り立ちと実践に対しては、様々な医療社会学の問いが立てられ検討が加えられてきた。主要なテーマは、「狂気」や「精神病」という現象自体の捉え方、精神病院という治療の場の成立や構造とそこで行われる治療がもつ社会的意味、社会の構成員たちが狂気や精神病という認識装置を日常生活の中で個別の人に適用し対処してきた方法、などである。本章ではこうしたテーマの追究を通して捉えられてきた、精神医療の特徴を概観するとともに、二〇世紀後半の精神医療政策の変化をふまえて医療社会学の新たな課題を探る。

なお本章では、精神医学による様々な診断名をくくる語として「精神病」、そうした診断名を医師によってつけられた人を「精神病者」と表す。一方、近年、精神医療の対象者は、医療にとどまらず福祉的支援の対象者としても認識されるようになり、「精神障害」という障害をもつ人と捉えられるようにもなっていることから、適宜この表記も併用する。

近代の成立と狂気の医療化――精神病院の成立と精神病概念の形成

ヨーロッパにおける近代化と狂気の関係についてＭ・フーコーは、一七世紀に始まった狂気の「大いなる閉じ込め」と、一八世紀末から一九世紀初頭にかけての「鎖からの解放」をメルクマールとして、詳細に記述しその含意を徹底的に分析した（フーコー 1975）。その医療社会学への示唆は、近代社会における精神医療の成立の歴史を、逸脱の医療化という観点から捉える点にあるだろう。ここにその経過を概観してみよう。

時に拘禁されることはあっても、放浪者や神との距離の近い者として周縁的な存在だった狂気の人々が、大規模施設に隔離され収容されるようになる前段階として、一五～一七世紀に各地で巻き起こった魔女狩りがある。これは、中世の封建制度の解体と、貨幣経済の浸透による経済システムの再編成という、近代にむけた社会変動で動揺した地域共同体が、周縁的存在をスケープゴートとして再統合しようとした対応であり、狂気の人々は言動や振る舞いによって神を欺き悪魔と手を結んだ者、つまり魔女とされ審問や処刑にさらされた（中井 1982: 121-129）。これに対し、魔女とされた人々は神を欺く者ではなく、「病人である」とする医学からの擁護論が一六世紀に現れ、魔女の鑑定人として医師が登場する(ペリシエ 1974: 63)。

一七世紀半ばからの産業化と絶対主義王制の出現による社会変化の中で、狂気の人々は、失業者、貧困者、労働忌避者、放蕩者、犯罪者など、「道徳的逸脱者」とされた様々な人々とともに収容施設である施療院にまとめて大量に収容されるようになった。一八世紀にはそうした施設の秩序を乱し労働不可能な者を分離し監禁するための癲狂院、後の精神病院が発展し、医師は管理者となった。やがて拘束を最小限にし、教育的な態度や労働を通した道徳的治療を行おうとするP・ピネルのような医師も現れたが、それは、「鎖からの解放」であると同時に、労働や規則正しい生活を価値とする「道徳的な拘束」の導入であったと評される。一九世紀前半には、管理者として大きな権限をもつ医師を擁する、逸脱の統制機関としての精神病院が各地に建てられた(コンラッド/シュナイダー 2003: 84-90)。欧米ではこれらの多くは国や州、県による公立精神病院であった。

精神病院に収容された患者たちを分類し臨床的観察を行うことによって、一九世紀後半以降に、精神病概念が確立されていく。E・ブロイラーは、妄想や幻聴や様々な心理的症状の背景には、より深い思考や感情の障害があり、脳の器質的要因によって個々の思考や感情が統合されていない状態として「精神分裂病(Schizophrenie)」という病名を提唱した(松本 1987: 49-50. なお、この病名は日本語の語感がスティグマを生むとして、二〇〇二年に日本精神神経学会によって「統合失調症」と呼称変更された)。

このように、個人の心理的な症状は患者の脳の器質的要因によるという医学モデルと、その実践者としての医師の権威の確立によって、近代社会における狂気の医療化の基は築かれた(高橋 1993: 357)。

精神医療の社会学

一九五〇年代には精神医療に対する社会学的な関心が増え始め、参与観察による精神病院での社会生活や病棟運営に関する研究、精神病の社会的原因に関して都市生活や社会階級といった要因との関連を統計的な手法で研究する実証的な社会疫学、人々が他者を精神病であると識別しラベリングする過程の研究、の三つが研究の中心となった（コンラッド／シュナイダー 2003: 119–122）。

Ｅ・ゴッフマンは精神病院を、「類似の境遇にある多くの人々が一緒に相当期間、社会から遮断され形式的に管理された日常生活を送る全制的施設（total institution）」と定義する（ゴッフマン 1984: v）。多くは非自発的に収容された患者たちは、外部社会で保有していた権利や自由を剝奪され、自己概念を崩されて無力感を経験する中で、病棟内で新たに自己を定位し適応していく（ゴッフマン 1984: 148–156）。ゴッフマンが描いたその様子は、外部社会への再適応の困難や精神病院内の支配構造の精緻さ、スティグマの大きさを浮き彫りにし、精神病院や狂気の医療化への批判に影響を及ぼした。

Ｔ・シェフは、社会の注意をよびおこす種々の逸脱のうち、名前のないルール違反をひと固まりにまとめてつくられた残余カテゴリーが精神病というラベルであると論じた（シェフ 1979: 32）。そうした逸脱に精神医学的な注意が払われることで、精神病者という役割が割り当てられ、その行動は精神病患者であるという前提に基づいて解釈される。シェフはその繰り返しから慢性的な精神病患者がつくりだされると論じた。シェフの研究に対しては批判も多かったが、Ｐ・コンラッドとＪ・Ｗ・シュナイダーは、行動を狂気と定義し識別しラベリングすることが、社会的過程であることを示した、と評価し、「ゴッフマンやシェフの研究は、明らかに狂気の医療モデルに対する異議申し立てであった」と指摘する（コンラッド／シュナイダー 2003: 123）。こうした異議申し立ては、病棟でのスタッフと患者の対等な関係やコミュニケーション、患者の積極的な参加の回路をつくる「治療共同体」をめざす改革や、やがては脱施設化を促す要因ともなった。

さらに、「精神病」というラベルがあらかじめ存在しているという前提に拠らず、日常の生活世界における相互行為の中でその都度、生成されるプロセスとして捉えようとするエスノメソドロジーや、ある問題に関するクレーム申し立てのプロセスに注目する社会構築主義の立場による研究も行われ、精神病という現象やテーマそのものを人々の相互行為の中から生起するものと捉え相対化する社会モデルの視点が提出された。

脱施設化と精神医療

一九六〇年代以降、欧米諸国は、精神病院への収容中心から精神病院の縮小や解体をめざす脱施設化へと精神医療政策を転換した。その主な要因は、向精神薬の開発、医療・福祉予算抑制という国家財政への圧力、病院内で入院者が被る様々な抑圧や社会的剝奪に対する批判、などである。

一九五〇年代からの向精神薬の開発とこれによる薬物療法は、患者の精神症状や行動を抑えコントロールする新たな技法として脚光を浴びた。それによって入院者の退院が促進されたと評される一方で、多くの患者が苦しむ副作用や継続的な服用の必要性という点からいえば、物理的な方法に代わる「化学的な拘束衣」であり、薬剤による社会統制のメカニズムであるという批判もあった（コンラッド／シュナイダー 2003: 117）。

精神病院の入院者への抑圧については、少ないマンパワーの閉鎖的空間に長期に収容されることで被る身体的・精神的虐待（ネグレクトも含む）や、社会適応力の喪失による社会性の剝奪といった人権侵害が、マスメディアを通して明るみに出ることで社会的批判が高まった。アメリカ合衆国では、一九六〇年代から七〇年代にかけて、適切な治療環境にない州の精神病院への強制入院に対して「治療を受ける権利」や「治療を拒否する権利」、あるいは入院者の通信・面会や持ち物の制限といった生活上の規制をめぐる訴訟が提起され、それらへの判決を受けて入院者の市民的自由の権利と法的防衛手段の制度化が進んでいった。このような入院者の法的な権利擁護活動（リーガルアドボカシー）は、一九八〇年代以降の患者の権利擁護法制の構築へとつながっていった（高橋 1997：295–296）。

一方、精神医療の場を精神病院から地域へ移すことに対応して、地域社会精神医学（community psychiatry）という分野が発展した。その内容は、必要な治療を受けていない人々への医療の提供、予防や早期発見、さらには地域社会の問題解決に精神医学を応用するという包括的な考え方まで広範囲にわたる。主要な目的は、できるだけ多くの患者が入院せず地域で生活できるようにすることであり、地域精神保健センターが実践の拠点とされた。ただし逸脱の医療化という観点からは、こうしたセンターが、アルコールや薬物への依存、子どもの問題行動、失業、加齢など、日常生活上の諸問題を、精神医学的な「症例」として発見し、精神病の概念と治療の対象を押し拡げるという機能を果たし、医療モデルによる社会統制の側面をもつと指摘されている（コンラッド／シュナイダー 2003：126–131）。

しかし実際には脱施設化が順調に進展するとは限らない。例えば一九六〇年代のアメリカ合衆国では地域精神保健センターの設立が追いつかず、また従来の病院収容の思考から脱却できない医療スタッフが患者が来るのを「待って」いるのみでは、患者がそこを訪れることはなかった。このように地域生活支援の整備が遅れた結果、いったん退院しても再入院を繰り返す「回転ドア」現象が起きた。またホームレスになったり、地域でのトラブルや生活のための犯罪を起こしてしまって刑務所に収監されたりするケースも多く、ナーシングホームや刑務所など精神病院以外の施設の収容者の中で、精神医療上の問題を抱える人々の割合が増え、その処遇が次第に問題になっていった。これはいわば「施設間の玉突き移動（trans-institutionalization）」とでもいうべき現象で、現在も対応を迫られている深刻な問題である（高橋 2005：67）。

2　日本における精神医療の展開

この節では、明治から今日にかけて、日本で狂気の医療化がどのように展開したかを概観し、1節でみた欧米における狂気の医療化との共通点と相違点を指摘する。

精神病概念の導入と精神病者の私宅監置

江戸時代には、狂気という現象を物の怪や狐などが憑いた状態と考え、加持祈禱を行った。一九世紀初頭には、五臓もしくは心臓を精神活動の座とする漢方の身体観に基づいて、狂気という現象を全身病と捉えて診察し、伝統的な漢方治療を行う医師も出現していたという。しかし明治時代になると、加持祈禱は望ましくない宗教活動とされ、またドイツ医学が政府に正式に採用されて、漢方は医療制度から次第に排除されていった。それに伴い、一九世紀後半の欧米で体系化が進みつつあった精神医学理論が急速に導入され、「精神病は脳の解剖学的疾患の精神症状群である」という基本概念が日本に伝えられた。精神活動は脳と神経に依拠するという知識は外来の新しい知識であり、「脳病」という病名が誕生して一世を風靡したり、「精神病」という名称が新聞や雑誌といった、当時の新しいメディアに登場し普及していった（高橋 1991: 3-9）。

実際には放置されていた病者も多いと考えられているが、明治時代になると、首都となった東京府では「狂病者」の徘徊を禁じて家族に監督責任を課し、「鎖錮」つまり監禁させた上で届け出るよう命じる通達が早い段階から出された。家族が病者を放置したままにしておくことは次第に許されなくなり、自宅に監禁するか、それが不可能な場合には東京府が設立した癲狂院（精神病院のこと）に入院を願い出ることになる（北原 1979: 425）。その後いくつかの警視庁令を経て全国的法制として公布・施行されたのが、一九〇〇（明治三三）年の精神病者監護法である。監置先、つまり病者の拘禁場所として、病院だけでなく私宅（自宅）の監置室が筆頭に挙げられ、監置届出時の手続きや行政の権限を定め、また監置する場所についての基準が示された。この時点で精神病院は公立、私立ともごく限られた数しかなく、病院にも地域社会にも包摂できない患者を、家族に責任を負わせつつ「私宅監置室という私的な空間で、行政が公的に管理する、「私宅の収容施設化」という欧米にも類例をみない制度」が成立した。「監置」とは、「監禁でもなく保護でもなく、その中間を意味するあいまいな概念」として導入されたが、農山漁村の中等以下の資産しかもたない家々が設置した私宅監置室の実状は劣悪であった（橋本 2007: 57-66）。

精神病院の誕生と戦後の急増

狐憑きあるいは乱心などとされた病者に治療環境を提供しようという意図のある人々にとって、明治時代初期に伝えられた欧米の精神病院の姿は、郊外の広大な土地に立つ壮麗で巨大な一大施設であり、近代的な文明装置と受け止められていた側面もあった。一方、精神病者監護法の制定後間もない一九〇三（明治三六）年五月から六月にかけて、その当時、すでに東京近辺にあった七つの精神病院の内情を暴露する読売新聞紙上の連載があった。治療環境として劣悪で看護人の質が低く、職員と公権力が癒着しているなどと批判され、その内容は二〇世紀後半に人権侵害事件が頻発した精神病院の姿と共通する。欧米の最新知識としての精神医学の実践の場という理想を掲げた、「意図としての近代化」への指向性があったにせよ、実際には治安政策と結びつく形で形成された精神医療の一部として精神病院は機能していったという「結果としての近代化」が進行したといえる（高橋 1991：16–20）。

ドイツで本格的に精神医学を修めた呉秀三のような精神科医らは、国や県が公的責任において精神病院を設立し、そこに患者を収容して治療を受けさせることが、患者を劣悪で悲惨な状況から救う最善の方策であると考えていた。一九一九年には精神病院法が制定されて、国は各道府県に精神病院設置を命じることができ、設備が整うまでは道府県立以外の公立あるいは私立精神病院の一部病床をもって代用精神病院としてもよいとされた。しかし同法による公立精神病院の設立は財政難から進まなかった。私立精神病院の建設も含めれば、精神病院への入院者数は増加したが、一方で増え続ける私宅監置患者を収容しきれない、というのが実状であったという（橋本 2007：66–71）。

戦後、政府は一九五〇年に精神衛生法を制定して私宅監置を禁止し、都道府県に精神病院の設置義務を課して精神病院と病床の増加をめざした。しかし都道府県による設置は進まず、政府は一九六〇年に設立した医療金融公庫による低金利の融資制度の適用や、一般病院より少ない医師や看護師の配置基準の容認によって、民間の単科精神病院の建設を誘導した（広田 1981：171–175）。その結果、私立精神病院の建設ブームが起こり、私立が精神病院数の八割を占めるに至っている（開設主体として法人もしくは個人とされるものの合計。精神保健福祉白書編集委員会編 2013：201）。また少ないスタッフで管理された閉鎖病棟で患者を長く入院させておく方が経営が安定するため、入院患者が増え続け在院日数も長期化した。一九六〇年代から一九九〇年代半ばまで、日本では精神病床数が増え続けたが、これは、脱施設化に取り組み病床数を減少させていった欧米とはまったく逆になっている。人口万対精神病床数も一九九〇年代に約二九となった後、ようやく減少に転じたが、二〇一二年のデータで約二七である。イギリスの五、フランスの九、スウェーデンの五、アメリカの三（二〇一〇年のデータ）など欧米諸国のデータと比べてきわめて多い。さらに長期入院者の占める割合が多く、その高齢化と相まって、平均在院日数が一九八〇年代には五〇〇日を越え、その後減少しているものの二〇一二年のデータで約二九〇日と依然として大変長い。欧米はおおむね一週間から長くて五〇日程度であり、日本は突出している（伊藤 2009: 15-22. また平成二四（二〇一二）年医療施設調査・病院報告の概況（厚生労働省ホームページ内）、二〇一四年六月発表 OECD Health Statistics 2014: Psychiatric care beds Per 1000 population, http://dx.doi.org/10.1787/psycarebed-table-2014-1-en（2015. 1. 30 確認）も参照）。

精神病院の多くが私立であり、安定した経営の基盤を脅かしかねない診療報酬の改定や入院者の退院促進といった政策転換に対して抵抗したり、既存の施設の転用や新たな入院者の「開拓」（例えば認知症の高齢者）といった形で対抗したりするため、日本の精神医療では病院から地域へと社会資源を移動させることが難しいとされる（Shinfuku et al. 1998: 145）。

このような社会資源の移動の困難は、退院支援や地域生活支援の遅れとなり、長期間の入院で家族や地域とのつながりが断たれた入院者の退院をいっそう困難なものにし、症状が回復し安定しても退院できない「社会的入院」の問題を生み出した。二〇〇四年に厚生労働省が提示した「精神保健医療福祉の改革ビジョン」は、現在入院中の患者のうち「受入条件が整えば退院可能な者」を七万人とし、入院医療中心から地域生活中心の施策により今後一〇年の間にその病床を削減するとした（厚生労働省ホームページ内、http://www.mhlw.go.jp/topics/2004/09/dl/tp0902-1a.pdf, 2014. 11. 30 確認）。しかしその成果はあがっていない。

精神病者の位置づけと権利擁護

不十分なスタッフで入院者を管理する閉鎖病棟に長期にわたって収容され続ける中では、患者は身体的・精神的虐待（ネグレクトも含む）を受けやすく、患者の虐待や人権侵害の事件がたびたび発生した。特に、一九八四年に発覚した栃木県の宇都宮病院事件では、看護者の暴行による入院者の死亡や、作業療法と称して病院内での労働を無償で行わせる搾取などが次々と明らかになり、国内だけでなく国際的に大きな批判を受けた。

その結果、一九八七年に精神衛生法が改正されて精神保健法となり、翌年施行された。この法律は、本人の意思に基づく任意入院の規定、入院者の人権保護に関する都道府県と政令指定都市の精神医療審査会設置（入院者からの退院請求や処遇改善請求、定期病状報告の受け皿とする）、社会復帰施設に関する位置づけを初めて行い、権利擁護と地域生活支援に先鞭を付けたといわれる。一方、精神医療審査会の機能については請求が認められる率の少なさや地域格差といった問題点が指摘されている。その後、一九九三年に障害者基本法の制定により「精神障害者」が障害者として規定され福祉の対象として位置づけられたことを受けて、精神保健法が一九九五年に「精神保健及び精神障害者福祉に関する法律」（精神保健福祉法）と改められた。従来の政策上もっぱら医療の対象であった精神病者は、精神障害という障害をもつ人として福祉の対象にもなり、地域生活支援の施策が少しずつ進行していった（大谷 1996: 20-22）。

ただし家族が「保護者」として患者の治療に責任を負わされる制度は変わらなかった（二〇一三年の精神保健福祉法改正では保護者制度は廃止されたが、患者本人の同意のない家族等の同意による「医療保護入院」は残されている）。

一方、一九九〇年代に大阪府で明らかになった大和川病院事件では、当事者を中心として設立されていた大阪精神医療人権センターの活動が大きな役割を果たした。このセンターは患者当事者、医療従事者、弁護士、市民などによって一九八五年に設立され、電話相談や府内の精神病院の入院者への訪問活動などを積み重ねていた。大和川病院の入院者が死亡する事件で患者家族から相談を受けて独自に調査を進め、医療者数の水増しによる診療報酬の不正受給、実際には医療者数が極端に少ないため個々の患者に応じた治療がほとんど行われていないこと、懲罰的な保護室使用などの実態を明らかにした。そして大阪府に実態調査と改善指導を要請するとともに、患者の面会活動などを続け、最終的には大和川病院と系列病院は開設許可そのものを取り消され廃院となった。センターはこの活動を通じて権利擁護組織として社会的に認知され、審議会などに参加し大阪府の精神医療施策に関する報告書作成や提言を行い、大阪府から精神医療オンブズマン制度の実施を業務委託されるようになるなど、精神病者の権利擁護・アドボカシー運動において大きな役割を果たした（里見 2006）。

このように当事者運動による権利擁護・アドボカシーが日本でも徐々に活発化してきた。二〇〇九年に内閣府に設けられることになった、障害をもつ当事者および家族が委員として半数以上含まれる障がい者制度改革推進会議では、二〇一〇年から一二年まで、国連障害者権利条約の批准に向けて、障害者基本法の改正や障害者自立支援法に代わる総合的な福祉法制などについて集中的に検討した。また障害者政策への意見を二度にわたって取りまとめ、政府に提出した（内閣府ホームページ内、http://www8.cao.

go.jp/shougai/suishin/kaikaku/kaikaku.html#kaigi（2015.1.30確認）参照)。二〇一一年の障害者基本法改正、二〇一二年の障害者総合支援法の成立、二〇一三年の障害者差別解消法の制定を経て二〇一四年一月、日本は国連障害者権利条約を批准した。

3　精神医療の現状と社会学の課題

精神医療に関する社会学は1節でみたように、狂気を医療化し精神病院で精神病者を管理してきた精神医療を批判的分析対象として発展してきたが、一九六〇年代以降の欧米の精神医療の潮流は脱施設化であり、病院収容から地域でのケアに重点をおく政策が展開されてきた。日本でも、二〇〇〇年代にはいって、社会的入院者の退院促進支援が掲げられている。本節では脱施設化に向けた具体的なプログラムや施策の特徴を概観し、精神医療政策の変化によって新たに出現する医療社会学の課題を検討した上で、残存している精神医療システムに対する、従来の問題意識も再確認する。

包括的地域生活支援プログラム（ＡＣＴ）の開発

アメリカ合衆国では、一九六〇年代の急激な脱施設化の失敗への反省から、一九七〇年代にはいって様々な地域ケアプログラムが取り組まれ、開発されてきた。その一つがＡＣＴ（Assertive Community Treatment）と呼ばれる訪問型のプログラムで、集中的なケースマネージメントの一種であり「包括型地域生活支援プログラム」と訳されている（西尾 2004: 13)。その最大の特徴は、一人の患者＝クライアントを、医師、看護師、臨床心理士、ソーシャルワーカーといった多職種のチームで担当することである。スタッフはクライアントを直接訪ねて頻繁に接触し、服薬の管理や危機介入、住居や日常生活支援、さらに就労支援や家族支援などをトータルに行い、できるだけ入院することなく地域ですごせるよう支援する。必要なサービスを担当チームが直接提供し（つまり他機関への仲介や斡旋ではない）、サービスの提供には期限を定めず継続的な関わりをしていく、一日二四時間・三六五日体制で危機介入にも対応する、といった点は、重い精神障害を抱えた人を対象とした地域生活の維持を可能にするためのプログラムの要素として重要である（西尾 2004: 16, 29-32）。ＡＣＴは様々な名称で呼ばれつつ、欧米諸国の地域ケアに取り入れられ定着してきた。

精神障害を抱える人に対するスタッフの理解については、「リカバリー」という概念が提示されるようになった。リカバリーとはもともと回復という意味だが、「ある人が、二度と精神病の症状を経験しなくなるということよりはむしろ、障害を抱えながらも希望や自尊心を持ち、可能な限り自立した生活をおくるすべを学ぶこと」を意味する。「ＡＣＴのサービスの根本的な目標は、リカバリーの過程を支援すること」であり、「ＡＣＴチームのスタッフには、重度の精神障害を抱えている人々の可能性を信じ、そうした希望を伝達しうる能力が期待され」る、という（西尾 2004: 30-31）。医療や福祉の専門職がこうした患者観・障害者観をもつよう要請されることについては本章の最後に改めて考察する。

社会的入院問題の解決策の一つとして、日本でもＡＣＴプログラムへの関心が高まり、いくつかの試みが立ち上がっている。最初の実践例は二〇〇三年に立ち上げられた国立精神・神経センター国府台地区における厚生労働省の研究助成事業（通称ＡＣＴ-Ｊ）で、五年間の研究事業の後、訪問看護ステーションＡＣＴ-Ｊとして事業化され、ＮＰＯ法人ＡＣＴＩＰＳにより引き継がれている（http://actips.jp/service/actandservice 参照。2014. 11. 30 確認）。また訪問専門の精神科診療所と訪問看護ステーションを中心として、在宅医療の診療報酬体系を利用して運営するACT-Kが、京都で二〇〇四年に立ち上げられた（高木 2008: 90-95）。その後、各地でACTを実践する団体が立ち上げられ、二〇〇九年にはACT全国ネットワークが設立されている（http://assertivecommunitytreatment.jp/ 参照。2014. 11. 30 確認）。

精神病院そのものの廃止――イタリアの精神医療施策

脱施設化をめざしても、精神病院を残していると、結局は重い精神障害を抱える患者の長期入院を止められないという根本的な批判を突きつけ、精神病院自体の廃止という方向性を提示したのが、イタリアの精神科医F・バザーリアである。彼は一九六〇年代から七〇年代に、各地の県立精神病院長に就任し、身体拘束が日常化し劣悪な生活環境だった病棟改革と、スタッフの意識改革を、強力に推し進めた。そして精神病院を廃止する法律の制定をめざす社会運動を進めて、一九七八年五月には新しい精神保健法である「一八〇号法」を国会で通過させた。その骨子は、精神病院への入院の段階的禁止と、重症の入院者のケアを続けながら退院を促進して精神病院を閉鎖することである。そのために、人口数ごとに受け持ちの決められた精神保健センターを整備し、患者が必要な地域ケアサービスを受けられること、自発的であれ強制的であれ入院は、地域ケアサービスの一環として位置づけられている一般総合病院内の一五床以下の精神科ユニットに限ること、やむをえない場合の強制入院は、患者の市民権を侵さないよう厳格な手続きによること、入院中の人々には退院プランを立てて、無理のない地域生活への移行を支援することなどの方策をとった（Tansella et al. 1998: 241-242）。精神病院廃止は地方により進展にバラつきがあり、一八〇号法廃案の危機もあったが、三〇年以上を経て現在、精神病院は廃止され、地域精神保健センターによる地域ケアも整備されてきたという（大熊 2009: 71, 134-136）。

バザーリアの精神病観は「多くの精神科医が重い統合失調症の患者を病院に入れて、完治していないといっては入れっぱなしにする。ところが、病院の外で生活するには、なにも完治する必要はない。患者は専門家の支援のもとで自分の狂気と共存できるのだ」（大熊 2009：81）というものである。また厨房、洗濯、清掃など病院内での生活に関わるこまごまとした「仕事」を患者が行う場合に「見合った」報酬を支払うため、就労のための生活協同組合を設立した。それによって患者は、労働者としてのアイデンティティを確立し、自分の能力を再発見して、病院の外での仕事の機会や街中でのグループホームでの暮らしへとつながっていったという。一方、病棟での仕事が減った看護師は病院の外に出て患者の家を訪問したり、患者と一緒に町に出てその家族や周囲の住人との人間関係をつくり患者に対する理解を助けたりする。さらに、市民を病院に呼び込むために、病院内での芸術・音楽の催しやパレードを行ったり、町の各地区の人々と患者を交えた話し合いを行ったりして、「患者と一般市民との間の関係を新たなものにしていく」ことをめざした（大熊 2009：60–62）。長期間入院していて、頼れる家族や親戚がいなかったり病院外に住むことを望まなかったりする患者には、病院内に町の中にある通常のアパートと同じものをつくって「オスピテ」＝客として住んでもらう、という形をとり、住居の当てのないまま退院させる結果のホームレス化を避けた（大熊 2009：37, 61）。

日本における脱施設化の試み――「べてるの家」

重い精神障害をもつ人が自身の障害と共存しながら暮らす地域づくりの事例は、埼玉県の「やどかりの里」、東京都の「ＪＨＣ板橋会」など多くの積み重ねがあるが、ここでは北海道の「べてるの家」について紹介する。一九七八年に精神科ソーシャルワーカー向谷地生良が浦河赤十字病院に着任し、翌年、近くの教会の旧会堂に住み込むうちに、退院した患者が一緒に住み始めたのがその始まりであり、一九八四年「べてるの家」と名付けられた。この間、地域とのトラブルが絶えなかったが、一九八八年に日高昆布の産地直送事業を開始し、商売をする、ということを通して「おなじこの町で商売の苦労をしている仲間として」（斉藤 2002: 83）受け入れられていく。「「過疎の町で、私たちに何ができるだろうかと思案にくれた」すえ、昆布の内職をはじめ、挫折し、一転して商売に取りくみ、「管理されて働くのでもなく、お金のためだけでもなく、仕事を通しての苦楽をともにする喜びや楽しさ、うれしさ」に動かされて売上げを伸ばして……そうして歩みつづけてきたべてるの家ははじめから「弱さをきずなに」した人々の群れだった」（斉藤 2002: 91）という。その後、福祉ショップや介護用品レンタル事業で介護保険事業にも参入し、二〇〇二年「社会福祉法人浦河べてるの家」が設立された。

べてるの家のメンバーを支えてきた精神科医の川村敏明は、「最新の考え方は障害者になにかしてあげるということではなく、障害者も力をもっているという視点なのだ」と指摘し、「もう〝治すこと〟ばかりを追いかけまわすようなことは、むしろ卒業しようと思っています」、「障害者だけが努力するのではなく、みんなおたがいさまという感覚をもつことができないだろうか、病気を治そうとすることだけに目を奪われるのではなく、ともに暮らし生きていこうとするところから、もっと広い目でものごとを見られないだろうか」（斉藤 2002: 107, 109）と述べている。

また「べてるの家」は、重い精神障害をもち「生きづらさを抱える当事者自身が「自分の専門家」「苦労の職人」としての立場から幻覚や妄想からの影響、服薬をめぐる苦労、生きがいや人生の目標、気分の変動、対人関係や就労に関わる困難などに対して、仲間とともに、家族や支援者と連携しながら「研究」し、当事者ならではのユニークな生き方や苦労への対処法を見出して、現実の生活の中に活かしていこうとする」営みを当事者研究として位置づけ、地域へと発信している（向谷地 2009：4）。

結び――精神医療をめぐるこれからの医療社会学の課題

ＡＣＴプログラム、イタリアの精神病院廃止、べてるの家といった脱施設化の事例の根底には、いずれも、重い精神障害をもつ人が地域で暮らし続けられることをめざすという基本姿勢と、彼らには病いと共存しながら生活を構築していく力があると考える病者観や障害者観、そして専門職は彼らを支援するために病院から地域へと出かけていくべきという専門職観が、共通している。また、後者二つには、精神障害をもつ人々は支援されるだけでなく、地域社会という環境に働きかける存在ともなることが示されている。医学モデルの下で受動的患者としてのみ存在してきた精神病者を、生活者として地域に位置づけていくために、医師を含めた専門職の人々には、従来の診断者や管理者としてではなく、援助者として精神病者や精神障害をもつ人々と、また媒介者として地域住民と、積極的に関わる役割が期待される。病棟ではなく地域という舞台において、精神障害を抱える人々と、彼らと直接的／間接的に関わる地域住民との間で、コンフリクトが顕在化する可能性もあるからである。

一方で、脱施設化には注意すべき点もある。地域社会での支援の体制が不十分な脱施設化が生み出す問題は、１節でみた。このような問題は医療や福祉の予算削減と関わることが多い。また脱施設化によって監視のフィールドが地域へと拡散していく、という指摘もある。パノプティコン（一望監視施設）型の内面的な規律的権力からディスペンサリー（当初は結核の選別、診断、治療のため一九世紀末に向けてイギリス各地に設けられていった、地域診療所）型の社会関係とネットワークへの監視のまなざしの拡散という批判である（Nettleton 1995：115, 247-248）。地域精神保健センターに関しても１節でみたようにこのような批判があり、ACTプログラムも、A＝Assertiveの意味はスタッフが積極的であると捉えられ、それゆえクライアントを地域で管理する医学モデルであると批判されることがある。

脱施設化という精神医療政策の世界的な潮流の中で、精神病観や精神病者・精神障害者観、専門職観それぞれの変容、医学モデルとの関係や地域社会における監視という問題など、医療社会学にとって新たな課題が示されているといえよう。ただし2節でみたように、病院から地域への社会資源の移動が進みにくく「社会的入院」の問題を抱える日本の精神医療では、精神病棟の一部を介護施設などの居住施設に転換して入院患者を移す構想が厚生労働省の検討会で認められるなど、脱施設化の道筋はなお混迷している（『中日新聞』二〇一四年七月一七日）。また、心神喪失または心神耗弱の状態で殺人や放火など重大な他害行為を行い、不起訴処分となるか無罪等が確定した人に対して、所定の手続きにより裁判所が指定医療機関での入院治療や通院を命じることができる「心神喪失等の状態で重大な他害行為を行った者の医療及び観察等に関する法律」（「心神喪失者等医療観察法」、厚生労働省ホームページ内、http://www.mhlw.go.jp/stf/seisakunitsuite/bunya/hukushi_kaigo/shougaishahukushi/sinsin/gaiyo.html（2015.1.30 確認）参照）が二〇〇三年に制定され二〇〇五年に施行されたが、社会防衛を優先させた過剰な長期入院処遇への懸念や、精神障害者を危険視する地域社会の偏見の問題などが指摘されている（吉浜 2005: 79）。

さらに、病院・施設内であれ施設外・地域であれ、ケアする側とされる側という関係、あるいはサービスを提供する側とされる側という関係がある限り、「する側」から「される側」に対する権力の問題は常に生じうる。また本人の意思ではない強制入院の法制度が存在している以上、精神病者や精神障害をもつ人は治療を強制する国家の権力の対象となる可能性から逃れられない。そこには精神病者や精神障害をもつ人に対する社会的排除の問題が常に存在している。一方で、当事者研究や障害学という領域が成立しつつある、また障害者政策への当事者参加が制度に取り込まれつつある現在、精神病や精神障害をめぐる「知」の配分や政策決定の政治学に、当事者という新たなアクターはどのように関わっていけるだろうか。精神医療における病いの定義や治療の権力に関する課題は、医療社会学における古くて新しい課題としてあり続けるだろう。

（付記）本章は二〇一〇年に提出した初稿を基に、編集スケジュールに合わせて構想と論旨を変えない範囲で情報・データの更新・修正を行ったが、若干、論旨の不具合が生じた可能性がある。読者にはこの点ご寛恕を願う次第である。

参考文献

コンラッド、P．／シュナイダー、J．W．2003『逸脱と医療化——悪から病いへ』進藤雄三監訳、ミネルヴァ書房

フーコー、M．1975『狂気の歴史——古典主義時代における』田村俶訳、新潮社

ゴッフマン、E．1984『アサイラム——施設被収容者の日常世界』石黒毅訳、誠信書房

Goldberg, D. and Thornicroft, G. ed. 1998 *Mental Health in our Future Cities*, Psychology Press

橋本明 2007「治療の場をめぐる精神医療史」芹沢一也編著『時代がつくる「狂気」——精神医療と社会』朝日新聞社、pp. 49–84

広田伊蘇夫 1981『精神病院——その思想と実践』岩崎学術出版社

伊藤哲寛 2009「精神保健医療のデータをどう読むか」岡崎伸郎編『精神保健・医療・福祉の根本問題』批評社、pp. 11–30

北原糸子 1979「都市における貧困と狂気――東京府癲狂院の成立をめぐって」津田秀夫編『近世国家の解体と近代』塙書房、pp. 422-443
松本雅彦 1987『精神病理学とは何だろうか』悠久書房
向谷地生良 2009『統合失調症を持つ人への援助論』金剛出版
中井久夫 1982『分裂病と人類』東京大学出版会
Nettleton, S. 1995 *The Sociology of Health & Illness*, Polity Press
西尾雅明 2004『ＡＣＴ入門――精神障害者のための包括型地域生活支援プログラム』金剛出版
岡崎伸郎編 2009『精神保健・医療・福祉の根本問題』批評社
大熊一夫 2009『精神病院を捨てたイタリア捨てない日本』岩波書店
大谷實 1996『精神保健福祉法講義』成文堂
ペリシエ、Y. 1974『精神医学の歴史』三好暁光訳、白水社
斉藤道雄 2002『悩む力――べてるの家の人びと』みすず書房
里見和夫 2006「設立20周年を迎えた大阪精神医療人権センターの活動の歩みと今後について」『クレリィエール』ボランティアグループクレリィエール、330（現在、http://www.yuki-enishi.com/psychiatry/psychiatry-09.html（大熊由紀子氏による医療・福祉等に関する論説及び資料を収集したホームページ、2015. 1. 30 確認）に転載されており読むことができる）
シェフ、T. 1979『狂気の烙印――精神病の社会学』市川孝一・真田孝昭訳、誠信書房
精神保健福祉白書編集委員会編 2013『精神保健福祉白書二〇一四年版』中央法規出版
芹沢一也編著 2007『時代がつくる「狂気」――精神医療と社会』朝日新聞社
Shinfuku, N. et al. 1998 "Mental Health in the City of Kobe, Japan", D. Goldberg and G. Thornicroft ed., *Mental Health in our Future Cities*, Psychology Press, pp. 125-146
高木俊介 2008『ＡＣＴ-Ｋの挑戦――ＡＣＴがひらく精神医療・福祉の未来』批評社

高橋涼子 1991「身体をめぐるポリティクス——十九世紀から二十世紀初頭における日本の精神医療システム」『明治学院大学キリスト教研究所紀要』24: 1-27
高橋涼子 1993「近代的人間像の成立と社会システム——刑法史と精神医学史の検討から」『法政理論』25(4): 350-373
高橋涼子 1997「アドボカシー制度」松下正明・斎藤正彦責任編集『臨床精神医学講座第22巻　精神医学と法』中山書店、pp. 293-305
高橋涼子 2003「医療・福祉領域における権利擁護制度の検討（一）」『金沢法学』46(1): 137-157
高橋涼子 2005「医療・福祉領域における権利擁護制度の検討（二・完）」『金沢法学』48(1): 49-76
Tansella, M. et al. 1998 "Community-Based Mental Health Care in Verona, Italy", D. Goldberg and G. Thornicroft ed., *Mental Health in our Future Cities*, Psychology Press, pp. 239-262
吉浜文洋 2005「解説2-22心神喪失者等医療観察法の成立（2003）」谷野亮爾ほか編『解説と資料　精神保健法から障害者自立支援法まで』精神看護出版、pp. 76-79

第9章　非正統的医療と代替医療

佐藤純一

1　近代社会における非正統的医療

非正統的医療と代替医療

非正統的医療（unorthodox medicine）とは、当該社会において、正統とは認められていない医療であり、正統性を付与する権力から排除された医療ということもできる。近代社会では、この医療における正統性は、国家の法制度によって付与されており、正統的医療は制度的医療になっているので、非正統的医療は、非制度的医療でもある。また、この制度的医療として法制度システムに組み込まれているのは近代医療であるので、現代社会の非正統的医療は、非近代医療でもある。

我が国の近代社会では、この非正統的医療（＝非制度的医療、非近代医療）を指すものとして、かつては「民間医療」などの言葉があてられていたが、一九九〇年代後半以降は、「代替医療」（alternative medicine の訳語）という用語が、一般・マスメディアにおいてだけでなく、社会科学領域でも近代医学内部においても、また政治上（国会答弁文書や厚生労働省の文書）の用語としても使われている。本章では、近代社会で非正統的医療が代替医療と呼ばれるようになった過程を議論し、その上で、現代日本社会の非正統的医療を代替医療という用語を使って議論する。

非正統的医療の成立

医療人類学では、多くの文化・社会において、一つの医療だけが存在しているのではなく、複数の医療が共存していると論じられてきた（Leslie 1980）。近代社会においても、この多元的医療状態は確認されているが、その特徴は、国家によって制度化された近代医療のみが、法的に認められた正統的医療として圧倒的支配力を持って存在しており、その他の様々な医療が、非合法な医療として存在していることである。このような構図は、西欧近代社会においては、一九世紀前半からの医療の制度化によってもたらされたものである。非西欧社会の多くにおいては、一九世紀中頃からの、この制度化された近代医療の非西欧社会への輸出・移植、そして、非西欧社会での医療の制度化によってもたらされたものである。

我が国における医療の制度化は、明治政府の「医制」によって始まる。明治政府は、一八七四年に医制を公布し、「西洋医学（近代医学）」のみを正規医学とし、その西洋医学の医師のみに診療（開業）する資格を認め、その他の医療者の治療行為を法的に禁止した。ここにおいて、「国家が資格を認めた正規医師による西洋医学に基づく医療」以外は、それまでの支配的医療であった「漢方」も含めて、すべて制度的に排除され、非正統的医療とされることになった。これが我が国の近代社会においての非正統的医療の成立である。

非正統的医療の復興・興隆

西欧近代社会において、排除され消えていくはずの存在だった非近代医療が、人々によって利用され始め、古くからの非近代医療の再興と、新たな非近代医療の出現が見られ始めるのは、一九七〇年代初めである。正確に言えば、一九七〇年代初めになって、マスメディアや社会科学が、「非正統的医療の興隆」を確認し、報告し始めるのである。

米国での、現在に繋がる非正統的医療の興隆のオリジンは、一九六〇年代末からの西海岸を中心としたカウンターカルチャー（対抗文化）運動とされている。反近代・反西洋文明をモチーフにしたこの運動は、既存の科学を批判して、新たな（alternative）科学や技術やエネルギーを求めるAT運動（alternative technology movement）という方向性と、物質文明を批判してスピリチュアル（霊性・精神世界）を追求するニューエイジ運動という方向性とを持っていた。この二つの方向性を持った運動の中で、自分たちの精神世界志向を満足させるような「新たな医療（alternative medicine）」追求運動が行われた。

そこでは、それまで一部の集団・階層にしか利用されてこなかった米国の非正統的医療の数々が再評価されて、利用され始めた。同時に、「非西洋＝東洋」思想への憧憬のもとに、インド文化のアーユルヴェーダ医学や中国医学（中国ハーブ医学・鍼・灸）などの「東洋医学」が利用され始めた。さらには、すでに米国に輸入されていた日本の民間医療の「レイキ（Reiki, 臼井靈氣療法）」や「マクロビオティック（Macrobiotic, 桜沢如一正食療法）」などまでが、そのような「霊性運動」的視点と「新たな技術」志向に適う「新たな医療」として利用され始め、これら非正統的医療の復興・興隆が始まったのである。

この非正統的医療利用の運動は、一九七〇年代後半には、「エコロジー」と称する自然・環境保護運動や、ヘルシズム（健康至上主義）に支えられた健康追求運動の中で広がりを示すようになる。この運動をさらに後押ししたのが、近代医療における患者の自己決定権の法的概念である「インフォームド・コンセント」を成立させた「患者の人権運動」であるといえる。インフォームド・コンセント概念に見られる「ヘルス・ケアの決定権はプライバシーの権利であり、本質的に個人に属する」とする考え方は、市民が多くの医療の中から自由に医療を選べるようにと、それまであった非正統的医療のいくつかを対象とした「非正統的医療の禁止」規則（州法）を、憲法違反として無効にする。ここから、非正統的医療の治療者が様々な治療を合法的に提供する場が成立することになった。この非正統的医療の自由化により、非正統的医療による健康産業の市場が出現し、米国近代社会での非正統的医療の利用は、日常的なものになっていくのであった。

このような、七〇年代初めからの米国での非正統的医療運動に関わった人（実践者や利用者）が、自ら関わる医療に付けた呼称が「alternative medicine（代替医療）」である（この「代替医療」出現の経過に関してはフラー 1992 が参考になる）。

「非通常医療」から「代替医療」へ

米国では、一九七〇年代後半に、代替医療（非正統的医療）の利用増加に影響された形で、近代医療の周辺領域で「生物医学偏重の近代医学」に疑問を持っていた近代医学の医師たちの一部が、このスピリチュアル志向の代替医療を、近代医学の立場で解釈可能であり利用できると肯定的に評価し始める。そのような医師たちが、スピリチュアル（「全人」）志向の「ホリスティック・メディスン（Holistic Medicine）」と称する新たな非近代医学的治療の提起・実践を行い始め、同時に、以前は「quackery（いんちき医療）」と呼んでいた非正統的医療の一部を、近代医療の医師でありながら実践し始めるのである。

この「医師による代替医療の提起と実践」が人々の代替医療利用をさらに促進・普及させることになるのである。

一九八〇年代になると、代替医療利用の増加は、近代医療の医師の診療に、様々な影響を及ぼすものになり、生物医学の立場に立つ近代医学としても、この代替医療に何らかの形で正面から取り組まなければならなくなる。そこで近代医学側から、この代替医療とはどのような治療法であるかを調査し、それを生物医学的に分析・解明することができるかを検討し始める。近代医学側が、その検討作業を始めた時期に非正統的医療を指す言葉として使ったのが「非通常医療（unconventional medicine）」という用語である。「非通常医療」とは、「米国の医学部（医大）においてはほとんど教えていないか、米国の病院で通常は利用できない治療」という定義が最も一般的であった。近代医療だけが「通常医療（conventional medicine）」であり、非近代医学的理論（医学部で教えない理論）での治療か、非医師による（病院で利用できない）治療が、「非通常医療」となり、これが非正統的医療を指していたのである。

この時代の米国での非正統的医療の利用に関する包括的な調査で最も有名なものは、医学者のD・M・アイゼンバーグらにより一九九一年に行われた調査である。その調査は、電話によるRDD方式で行われ、調査対象者に先の「非通常医療」の定義を示して、「過去一年間に非通常医療を利用したか」などを聞いたもので、成人一五三九人の回答（回答率六七％）を得ている。その回答者の三分の一（三四％）が「一つ以上の非通常医療」を利用しており、この利用者たちの年間利用回数の平均は一九回で、利用者の特性は、高学歴で高収入だということであった。結果から、アイゼンバーグらは、全米規模で見ると、プライマリケア医（家庭医）を受診する患者より、非正統的医療を受診する患者のほうが多かったと推計している。まさに、通常医療が非通常医療に「代替」される状況を、近代医学（医師・医学者たち）が見いだしたのである。この時期からマスメディアも近代医学も政府も、非正統的医療を指す言葉として「代替医療」を使い始めるのである（Eisenberg et al. 1993）。

この調査をしたアイゼンバーグは、同じ内容の調査を一九九七年にも行っている。そこでは、「非通常医療」ではなく、「代替医療」という言葉が使われており、「過去一年間に代替医療を利用した」人は、回答者の四一・一％になっていた（Eisenberg et al. 1998）。

「補完医療」としての非正統的医療

ヨーロッパ近代社会では、近代医療の制度化以前からの伝統医療の多くが、近代医療と棲み分けする形で存続し利用されており、それら非正統的医療への法的規制も、米国や日本に比較すると、比較的「寛容」であった。ただし、非正統的医療は、近代医療の病院の中で、または近代医療の医師が行うことは原則禁止であったし、また、非正統的医療の治療には医療保険は適用されない国がほとんどであった。このような状況での、一九七〇年代からの非正統的医療の復興運動は、それを利用する人々にとって、多くの非正統的医療へのアクセシビリティを高める要求であった。具体的には、近代医療の病院・診療所で非正統的医療を提供できるようにとの要求と、非正統的医療の治療に健康保険を適用する要求であった。非正統的医療の治療者にとっては、近代医療の医師並みの合法的医師資格の要求であり、専門職集団を合法的職業団体として認めることの要求であり、近代医学の医学部のカリキュラムに非正統的医療の講義を入れる要求でもあった。

このようにヨーロッパの非正統的医療復興運動は、近代医療の正統的支配を前提として、近代医療の足りない部分を補完するものとしての非正統的医療の利用を求める運動でもあったといわれている。そこから、ヨーロッパでは、この種の非正統的医療は、その実践者や利用者側からは、「補完医療（complementary medicine）」と呼ばれることになる（Thomas et al. 1991）。

近代医療に取って代わる「代替医療」なのか、近代医療の不足部分を補う「補完医療」なのか、この呼び名に、それぞれの非正統的医療復興運動のモチベーションをうかがうこともできるが、二〇〇〇年代以降は、この「補完医療」と「代替医療」の二つの名前を便宜的に並べただけの名称「complementary and alternative medicine（CAM）」が、非正統的医療を指す言葉として近代医学の研究者サイドから提唱され、世界的に使われるようになっている。「CAM」の日本語訳には、「補完・代替医療」と「相補・代替医療」とがあるが、現在の日本では、マスメディアでも学問領域でも、「代替医療」が非正統的医療を呼ぶのに一般的な用語であるといえる。

2 日本における非正統的医療の展開

医制による非正統的医療の成立

前節で述べたように、我が国においての近代医療の制度化は、明治政府の医制によって始まる。明治政府は医制の発布をもって、一気に短期間で「医療の制度化と西洋医学の移植」を行おうとしたのであるが、当時の日本には、欧米で西洋医学（近代医学）の教育を受けた医師はほとんどおらず、国内で西洋医学の教育を受けた「洋方医（洋医・西洋医）」が少数存在しているのみであった。医制発布の前後に内務省は病院・医師の調査を行っており、医制発布の前年（一八七三年）の全国医師数は二万八二六二人、その内訳は、漢方医二万三〇一五人、洋方医五二四七人と報告している。この医師数の状況で医制が施行された場合、正規の資格医師の数は五〇〇〇人程度になり、制度的医療は医療として成り立たないはずであった。

しかし、明治政府は翌一八七四年に医制を発布し、施行した。医制では、西洋医学のみを試験問題内容とする「医術開業試験」を導入し、試験合格者にのみ正規医師の資格（医師免状）を与え、加えて政府が認める西洋医学の医学教育機関（帝国大学、医大、医学専門学校）の卒業生には、無試験で医師免状を付与した。しかし、医師資格を与える条件には「特例」が付記されており、「従来開業ノ医師ハ学術ノ試業ヲ要セズ」「仮免状ヲ授ク」となっており、この条項により、「従来開業ノ医師」＝漢方医たちが、西洋医学の教育も開業試験受験も要求されないまま、医制制度下の正規医師として開業資格が認められていくのであった。医制施行直後の一八七六年の内務省の医師数調査は、正規の医師数を三万一二六八人、その内訳を、漢方医二万五六八人、西洋医六四〇二人、漢洋医四〇九八人、試験免許二〇〇人と報告している。つまり医制以前に開業していた漢方医のほとんどが、医師資格が認められ、制度的医療の中に取り込まれたと考えられるのである。

この医師資格取得の条件に関する国家試験免除の特例はその後、「明治維新以来医術をもって官公立病院等に奉職する者（漢方医）」（一八七七年）、さらには、「従来の開業医（漢方医）の子弟で医業を相続する者（漢方医）」（一八八二年）などに対象を拡大した。そのため、医制の正規医師数は急激に増加し、医制で認められた正規医師の大半が、近代医学（西洋医学）の医師ではなく、漢方医であるという状態が、明治の末まで続くのであった。

このことから、明治政府が、医制をして日本に導入・定着させたかったのは、西洋医学（近代医学）に基づく医療ではなく、「制度的医療」それ自体であったことが推察できる。つまり、明治政府が求めたのは、社会統制システムとして機能し、「富国強兵・殖産興業」に役に立つ医療システムだったのであり、医制の条文を考案・作成した長与専斎たちは、その医療システムのモデルをドイツの「制度的医療としての近代医療」に見いだした。制度的医療において必要とされる医師は、医師資格をもらうことと引き替えに、国家に従属し、国家の管理の方針に沿って、人々を監視・治療する医師なのであり、その医師がどのような医学の医師であるかは、問題ではなかった。このような意味で、制度的医療としての医制は、その設置時には、西洋医でも漢方医でも、国家に従属させる正規医師として取り込んでいったのである。

漢方医療の民間医療化

右で述べてきた「漢方医」とは、古代から近世までの間に断続的に輸入した中国伝統医学を起源として、日本で受容・土着化を繰り返して独自の形成を遂げた医学システムである「漢方医学」を実践する「漢方医家」である。またこの時代の「漢方医」の治療は「湯液（漢方薬）」の処方・投与が中心であり、そこからその治療は「湯液」とも呼ばれていた。医制直前の明治初期の我が国では、この「漢方医（湯液）」が最大の治療セクターであったと思われる。

では、医制により、漢方医学医師としては否定されながら、医師としては近代医療制度の中に取り込まれていった漢方医たちは、どのような医療を行っていったのか。

正規医師になった漢方医の多くは、医師資格や医療行政や薬事に関する法規関係では、近代医学の医師として行動し、社会や患者に対しては法的に存在しない「漢方医」という名称を掲げ、実際の臨床（診療所）においては従来からの漢方医療を実践し続けていくことになる。そのような漢方医の一部は、公的な漢方医学教育機関が存在しないため、漢方医学を家族・親族・弟子に私的に伝授して、漢方医の私的育成も行った。さらに、これらの漢方医たちは、私的に育成した漢方医を、医学校や医学専門学校・医大に進学させ、医制の正規医師の免許をも取得するように指導・援助した。これにより、少数ではあるが、医制下の正規医師でありながら漢方医療を実践する漢方医が育成され続けることになるのである。このように、制度的医療の中において漢方医療を実践するという、近代医療制度に潜伏する形で、「漢方医学」「漢方医療」は生き残っていくのである。

明治初期に、「漢方医（湯液）」に次いで大きな治療セクターだったと思われるのが、同じ漢方医学を理論的根拠としながら、治療を鍼灸（はり・きゅう）術に特化して成立した「鍼灸医療」であった。この鍼灸も、医制において、法制度的排除の対象と明示された。医制の第五三条に、「鍼治灸治ヲ業トスル者ハ内外科医ノ差図ヲ受ルニ非サレハ施術スヘカラス」としてあり、これは、それまで鍼灸医家（鍼灸師）が自由に行ってきた鍼灸医療を制度的医療の正規医師の管理下に置くことを規定したものと解釈できる。ところが、医制は当初、限られた地域にのみ施行されたこともあり、この医制第五三条がどのように実際の鍼灸医療に適用されたかは記録がない。名指しで規制を指示された鍼灸は、その後一八八五年に「鍼術灸術営業差許方」によって、医業ではなく、「営業」という形態で法的に認可されることになる。この鍼灸の営業鑑札制度化は、社会の中で治療者によって職業として行われていた医療のいくつかを、法的に完全に禁止して排除するのでなく、それらの医療を医療行為でない営業行為として位置づけることによって、医療制度の外で職業として管理し始めるものであった。

鍼灸医療に続いて、一九一一年には「按摩術」（あん摩）が、一九二〇年には「柔道整復術」（整骨・接骨）が、鍼灸と同じ営業鑑札制度（按摩術鍼灸術営業取締規則）に取り入れられる。さらには、のちに

「整体術」や「療術」と呼ばれるようになった様々な治療法や、カイロプラクティックなどの海外から輸入された（非近代医学）治療法なども、「医療ではなく営業である」との位置づけで、都道府県行政のもとで営業取締されていくことになる。

これらのことは、人々の間に深く普及していた非正統的医療を、国家が法的に禁止・排除ができず、「医療ではないが、商行為としては認める」ことで管理せざるをえなかったもので、これ以降、これらの非正統的医療は、「民間療法」「民間医療」と呼ばれることにもなる。

非正統的医療の一部の制度化・再排除・許容

医制によって非正統的医療とされた鍼灸・あん摩・柔道整復は、一九五〇年代になって、非近代医療でありながら制度化されることになる。そのきっかけは、第二次大戦終戦後、日本の医療制度の改革を企図したＧＨＱの公衆衛生福祉局（ＰＨＷ）が、一九四五年に日本政府に対して「医業以外の治療行為の禁止」（鍼灸・療術などの禁止）を勧告したことだとされている。この鍼灸などの禁止勧告は、日本政府が「営業」とみなしてきた鍼灸や療術などの民間医療を、ＧＨＱは明確な医療行為としてとらえ、それが近代医学に基づかない野蛮な治療であるとして、日本政府に禁止させようとしたものであった。

この勧告を契機に、厚生省が立ち上げた医療制度審議会は、一九四七年一月に、ＧＨＱに禁止を勧告された民間医療の一部のあん摩・鍼灸・柔道整復を「医業（医療）の一部として」法的に認め制度化する案を答申する。そして、同年一二月には、その案に基づいた「あん摩、はり、きゆう、柔道整復等営業法」（法律２１７号＝あはき法）が公布、翌年には施行されることになる（制定時の法律名が「営業法」となっているが、内容は営業鑑札法ではなく、資格免許法であるので、その後一九五一年に「あん摩師、はり師、きゆう師、及び柔道整復師法」に名称変更になる)。このあはき法の基本的構成は、「医業類似行為」という多義的で曖昧な概念を提示し、この「医業類似行為」を、有資格者のみが行えるものと、誰でも(無資格者も)行える「その他のもの」とに二分した。そして、前者の資格を要とする医業類似行為を行える者として、医師以外に、あん摩師、はり師、きゆう師、柔道整復師などの資格を認める(新たに制定する)ものであり、後者の「その他のもの」を基本的には規制・禁止できるようにするものであった。

その後、この法は数次の改訂が行われ、柔道整復師に関しては別法が制定されこの法からは抜け、あん摩師の名称が「あん摩マッサージ指圧師」に変わった。一九八八年の改訂では、資格試験の実施と登録が都道府県知事から厚生大臣の管轄に変更となり、国家資格となって現在にいたっている。

このあはき法での鍼灸師たちの専門性は、近代医療の医師の専門性を侵犯しないよう、超えないよう、また医師に従うように制限され、「制限された医療専門職」として制度化されているといえる。この意味では、「半制度化」という言葉が妥当かもしれない。医制による近代医療の制度化は、国家が近代医療に社会統制機能を期待しての制度化であったが、鍼灸・あん摩・柔道整復の制度化は、国家と近代医療が、これら鍼灸・あん摩・柔道整復に、近代医療の「補完」機能を期待しての制度化だったともいえるであろう。

このあはき法制定による鍼灸などの制度化は同時に、民間医療の営業鑑札法の廃止を意味し、それまで営業として認められていた療術・整体術などの民間医療の一切の禁止(法的再排除)を意味した。この民間医療の禁止に対して、ある程度の職能団体を形成していた「療術師」たちは、あはき法への療術師資格編入や、新たな療術師法制定へのロビー活動を含む請願運動を行うが認められず、経過措置として一九四八年以前に営業届けを出していた療術師一万二九六一名には一九五五年までの(後に一九六一年まで延長）「療術営業」だけが認められる。

この民間医療禁止とそれへの抵抗に関して、暫定的でまた曖昧でもあるが、それなりに法的に「決着」がついたと民間医療者側に引用されているのは、一九六〇年の最高裁判決である（最高裁判所判例昭和三五年一月二七日　昭和二九（あ）二九九〇）。この裁判は、無資格の療術師の治療行為（HS式無熱高周波療法）を、無資格者の医業類似行為として、あはき法一二条違反で有罪とした仙台高裁判決からの上告審であった。最高裁は、「無資格者の医業類似行為を有罪判決するには、問題となる医業類似行為が人の健康に害を及ぼす恐れがあることを認定しなければならない」として高裁判決を破棄し、仙台高裁に審理を差し戻した。この判決は、療術師などの民間医療者側には、有害性が立証されない限り無資格者が「（人の健康に害を及ぼさない）医業類似行為」を行うことを実質的に許可したものと解釈され、療術などの民間医療の「営業」の解禁と受け取られた。そうして、市中において、堂々と看板を掲げて「開業」する、様々な療術、整体、無資格者マッサージ、さらにはタイ式マッサージや足裏マッサージやカイロプラクティックなどの輸入治療法などの民間医療が急激に出現することになるのである。

以上のように、「国家による近代医療の制度化と非正統的医療の民間医療化」とでも表現できる医療政策により、日本の近代社会の中では、「制度的医療としての近代医療」、「漢方医療のように制度的医療の中に潜在する非近代医療」、「あん摩・鍼灸・柔整のように半制度化された非近代医療」、「療術・整体のように医業類似行為の営業とみなされた様々な民間医療」、「国家も近代医学もまったく関与しない多様な民間医療」などによって構成される、多元的医療状態が出現したのであった。

3　非正統的医療の現状と社会学の課題

日本での非正統的医療の復興

我が国で、民間医療（民間療法）と呼ばれていた非正統的医療の興隆現象、すなわち利用者増加の顕在化は、一九七〇年代半ばからのいわゆる「健康ブーム」の時代に見ることができる。

この時代の最初の「健康法の本」といわれている渡辺正『にんにく健康法』（光文社）は、一九七三年に出版されるが、すぐに一〇〇万部を超えるベストセラーになる。それらの健康法を紹介する健康雑誌『壮快』（月刊）が一九七四年に創刊されると、その発行部数は月刊二〇万部を超え、この雑誌が取り上げた「紅茶キノコ健康法」の記事は、同じ時期に出版されていた中満須磨子『紅茶キノコ健康法』（地産出版）とともに、「紅茶キノコ健康法ブーム」を作り出すことになったといわれている。この「メディア仕掛けの健康法ブーム」で発掘・紹介され、多くの人々に利用されることになる健康法の多くが、近代医療やそれに基づく健康法ではなく、鍼灸医療・漢方医療・民間医療の治療法・健康法であり、このブームは、「非正統的医療の治療法・健康法のブーム」でもあった。この時期は「非正統的医療」を指す言葉としては、民間医療、民間療法、伝統療法などが使われており、一九九〇年代までは「代替医療」という言葉は使われることはなかった。

日本への代替医療の輸入

一九八〇年代後半に我が国でも、これからの慢性疾患多数の医療状況では、患者を人として全体的に見て、患者のＱＯＬ（生活の質）を大事にする医療が必要であるが、これまでの生物医学偏重の近代医学では、それができないと主張する一部の医師たちが出現し、そのような、新しい医学とそれに基づく医療を、米国から「輸入」しようとした。それが、先に述べた一九七〇年代後半からの米国での Holistic Medicine であり、これを「ホリスティック医学」「全人的医療」という名前で紹介し、併せて alternative medicine を「代替医療」という訳語にして、米国の近代医療周辺部における代替医療の実践も紹介することになる（日本ホリスティック医学協会編 1989）。

このような一部の医師が、「代替医療」という用語を使って非正統的医療に好意的な関心を示し始めると、非正統的医療の実践者・唱道者、また、非正統的医療の「薬品」（薬事法により薬品と称することができないので食品・健康食品としている場合が多い）や健康器具の販売者、さらに健康雑誌や健康本などが、この「代替医療」という呼称を、自分の実践・支持する非正統的医療・治療法にこぞって使い始める。ここには、「近代医学が、非正統的医療・治療法の有効性や正当性を医学的に認めている」という非正統的医療側の思い込みがあり、また、自分たちの医療・治療法を代替医療と呼んで、近代医学の権威のもとに社会的に普及させていこうという目論見もあったものと思われる。

このようにして、近代医学の医師たちによる「代替医療」の「輸入」後の一九九〇年代後半以降は、我が国では、非正統的医療を指す言葉として、「代替医療」が最も一般的なものになった。そこでここからは、日本の非正統的医療を「代替医療」と呼んで議論していく。

現代日本社会の「代替医療」

現代日本で人々に利用されている代替医療にはどのようなものがあるのだろうか。

日本における代替医療の全体的調査はまったくない。そもそも、代替医療のそれぞれの治療法のカテゴリー（どの治療法が、どのようなもので、どう呼ぶか）が成立しておらず、現在行われている代替医療の種類も、代替医療治療者の数もまったく不明であるから、代替医療全体に関する調査データはないのである。

ここで、表１（次頁）として掲げた「補完・代替医療の種類」は、非正統的医療の研究をしてきた近代医学の研究者が、「これからの近代医療従事者は、代替医療がどのようなものであるか知っておかねばならない」との意図で編集した代替医療の解説紹介本の最新版の冒頭に、「日本の補完・代替医療」として掲げられたものである。どのような根拠・基準・方法で、これらの治療法を選んで分類したかは不明であり、同書においてもまったく触れられていないが、このリストは近代医学側が作成した「日本の代替医療のリスト」として引用されることも多いものである。現時点では、他に使える日本の代替医療のリストがないので、本章でも参考のリストとして引用しておきたい。

日本の代替医療の類型化

分類カテゴリーが確立してない日本の代替医療を社会科学的に理解するには、何らかの形での代替医療の分類カテゴリーが必要である。そこで、本項では、ここまでの議論を下敷きにして、以下のように日本の代替医療の類型化を試みてみたい。

①非医師による代替医療

これは、非医師の治療者や素人により非近代医学理論に基づいて行われる治療であり、これまでの代替医療に関する議論は、このような治療のみを代替医療としていることが多い。この「非医師による代

表１　補完・代替医療の種類

民族療法などの体系的医療	漢方，鍼灸，アーユルヴェーダ，チベット医学，ユナニ，その他各国の民族療法，ホメオパシー，自然療法，人智医学
食事・ハーブ療法	栄養補助食品，絶食療法，花療法，ハーブ療法，長寿食，菜食主義，メガビタミン療法
心を落ち着かせ，体力を回復させる療法	バイオフィードバック，催眠療法，瞑想療法，リラクセーション，イメージ療法，漸進的筋弛緩療法
体を動かして行う療法	太極拳，ヨーガ，運動療法，ダンスセラピー
動物や植物を育てることで安楽を得る方法	アニマルセラピー，イルカ療法，園芸療法
感覚を通して，より健康になる療法	アロマセラピー，芸術療法，絵画療法，ユーモアセラピー，光療法，音楽療法
物理的刺激を利用した療法	温泉療法，刺激療法，電磁療法
外からの力で健康を回復させる療法	指圧，カイロプラクティック，マッサージ，オステオパシー，リフレクソロジー，頭蓋骨調整療法，セラピューティックタッチ
環境を利用した療法	森林セラピー（クナイプ療法），スパセラピー，タラソセラピー（海洋療法）
宗教的療法	クリスタル療法，信仰療法，シャーマニズム

出典：今西二郎編『医療従事者のための補完・代替医療（改訂２版）』金芳堂，2009年，p. 3

替医療」は、「自己治療」か「治療者による治療」かという基準から、次の二つの下位タイプに分けられる。

一つは「セルフケアタイプ」である。これは、理論・治療法の創始者・唱道者はいるが、利用者はそこからの情報（理論・技術）を受け取り、または、薬用物質、サプリメント、食品、治療用物品・材料、治療器具などを手に入れ、自分で治療法・健康法を実践するタイプである。

表１の「食事・ハーブ療法」にあげられているもので、ウコン、アガリクス、プロポリス、紅茶キノコ、ハーブ、ビタミン剤、サプリメント、ニンニク、シイタケのような薬草・薬用物質・食品などの服用によるもの、そして自分で行う様々な食事療法や断食療法など、さらには自分で「体を動かして行う療

法」の整体術、気功法、太極拳、ヨガなど、多種多様の代替医療がある。このタイプの代替医療は、基本的に自己治療であるので、治療法の宣伝広告と、健康食品、食品、治療器具などの販売において、医師法・薬事法・食品衛生法などに抵触しない限り、国家は規制できないことになっており、マスコミでの情報を軸に、このタイプの代替医療が広く自由に展開されてきているのが、現在の状況である。

もう一つは「治療者施術タイプ」である。これは医療制度的にはそのような資格がない「治療者（専門家）」によって、利用者への施術として治療が行われるものである。たとえば、整体師による整体、カイロプラクティック、オステオパシー、（外）気功、足裏マッサージなどの様々な手技療法・療術、また、電磁療法、イオン療法、高周波療法、超短波療法、温熱療法、光線療法などの器具による物理的刺激で施術する治療法などが含まれる。前節で述べたように、一九六〇年代以降、これらの治療者による施術行為は実質上自由に営業できており、医師法・薬事法などに抵触しない限り（また、事故や訴訟が出ない限り）、まったく規制されていないといえる状態である。以前から我が国にあった療術などに加えて、一九七〇年代以降は、海外の様々な手技療法や整体やマッサージが輸入され、これらの施術技術の私的な治療者養成所（通信教育含む）が次々と作られている。このタイプの治療は、現在の代替医療の大きな部分を占めていると考えられるが、その治療者数や施術所数や治療手技内容などは、ほとんど把握されてない。

②制度的治療者による代替医療

これは、あん摩マッサージ指圧師、はり師、きゅう師、柔道整復師による治療である。

前節で述べたように、我が国の政府は、「漢方医」による漢方医療を制度的に排除したのだが、施術としての鍼灸などは、あはき法で有資格者の医業類似行為として半制度化したのである。制度化されたあん摩マッサージ指圧師、はり師、きゅう師、柔道整復師は、養成の専門学校での教育や国家試験において、近代医学理論に関する基礎的な知識は要求されるが、それらの医療（法的には医業類似行為）に関する診断・治療の理論は近代医学理論ではなく、漢方・東洋医学・日本武道医学といった非近代医学理論に基づいており、その治療内容（施術）も、基本的には伝統医療の非近代医学的方法によって行われている。このあん摩マッサージ指圧師、はり師、きゅう師、柔道整復師の治療者たちが、現在の我が国の代替医療の中で、最も大きなセクターを形成しているといえる。

実際、あん摩マッサージ指圧師など、制度化されていて独立開業もできる代替医療治療者の数は多い。これらの資格は、一人が重複して取得している場合が多いのだが、二〇一〇年の就業届け出者数は、あん摩マッサージ指圧師が一〇万四六六三人、はり師が九万二四二一人、きゅう師が九万六四四四人、柔道整復師が五万四二八人となっており、「施術所」も一一万七九八九か所が届け出されている。同年の近代医学の医師の就業数は二九万五〇四九人、近代医療の「一般診療所」数は一三万六八六一か所であることを考えると、もう一つの制度的医療になっているともいえる（厚生労働省 2011）。

医師の治療内容での裁量の幅と同じように、あん摩マッサージ指圧師、はり師、きゅう師、柔道整復師の治療内容は、実質的にかなりの裁量の幅がある。そのため、自分の治療の中に、持っている資格の治療技術以外の様々な非近代医学的治療法を自分の判断で導入して実践している治療者が多い。たとえば、整体、カイロプラクティック、オステオパシー、外気功、ヨガなどの施術、波動医学やホメオパシーなど非医学的理論からの生活療法・食事療法など、様々な非近代医学的治療法が、あん摩マッサージ指圧師、はり師、きゅう師、柔道整復師の一部によって実践されているのが実状である。

③医師による代替医療

医師により病院・診療所で行われている医療でも、医学的に証明されてない理論や、科学・医学から見れば「オカルト」となるような逸脱した理論による治療、または医学的に標準的治療とみなされてない非正統的療法であれば、その医療は、代替医療ということになる。ちなみに、医事法的には、投薬や手術などで他者に侵襲を加える医療行為（治療）は基本的には傷害罪を構成するもの（違法行為）とされる。医師による医療行為が、違法性が阻却され正当業務行為（合法）とみなされるには、その医療行為において次の三要件がすべて充足された場合のみであるとされる。その三要件は、①患者の同意、②医学的適応性（その医療行為が患者の治療を目的としていること）、③医術的正当性（その医療行為が医学上承認された医療技術に則っていること）である。医師による代替医療は、非医学的治療法や学会で承認されていない治療法によるものであるので、右の三要件のうち③医術的正当性を充たしていない医療行為であり、違法性は阻却されないことになる。つまり、医師による代替医療での医療行為は、医師が行う場合でも、違法行為になりうるのである。

前節で近代医療の制度化以降の正規医師による漢方治療について述べたが、そのような「伝統」からか、我が国の近代医療においては、医師が個人的に非医学的治療を行うことには、国家（警察・司法制度・医療行政）も医師集団も比較的寛容で不干渉であり続けてきたのである。そのため、一九七〇年代以前でも、伝統的漢方医療や、断食療法や整体などの様々な民間療法や、「手かざし治療」などの信仰治療を、自分の診察室で実践している開業医や勤務医も少数ながら存在していた。一九七〇年代になると、そのような非医学的治療をする医師の数が増え、そこで行われる非医学的治療も多種多様になっていき、健康ブーム以降にマスメディアや健康本を通して、一部の医師たちが、非医学的治療を実践している医師として社会的に「カミングアウト」し始める。さらに、前節で述べたように、一九八〇年代後半になり、大学・研究機関に所属している医師を中心にした「代替医療の輸入」が始まると、アーユルヴェーダやホメオパシーなどを含めた、多くの代替医療を実践していると表明する医師たちも出現し、近代医療の臨床の場での非医学的治療の実践、つまり「医師による代替医療」は、比較的ありふれた現象にもなってきている。

もちろん、実践しているとされる代替医療にも幅（近代医学からの「距離」）とバリエーションがあり、近代科学・近代医学の基本理論・概念を完全に否定した（いわゆる「オカルト」）理論での治療も、実際かなり広く行われている。たとえば、「気の理論」での治療や、尿療法、断食療法、非医学的食事療法、O-リングテスト（診断法）や手かざし治療などが、かなりの数の医師によって診断治療行為として行われているのも現実である。また、医学的治療法であっても、その治療機序や治療の有効性・安全性が証明されてない（医学会で正統化されてない理論・治療である）「非標準的治療法」を実践している医師たちも多くおり、これも代替医療とみなせる。これらの治療は、たとえば、「○○免疫療法」や「○○リンパ球治療」など、医学的な名称を使い、患者には「医学的標準的治療法」か「先端医療」かのように思わせながら行われているものが多く、医師による代替医療の一つのパターンとなっている。

この「医師による代替医療」というカテゴリーは、これまでの代替医療の社会科学的議論では抜け落ちていたものであり、また医師による代替医療の利用者（患者）は、それを近代医学の一部と思って利用（受療）している場合も多いのだが、医事法的にも検討も議論もされてこなかったものである。

日本の代替医療の実態

先に、代替医療については共有できるカテゴリーが未成立のため、日本における代替医療の全体的調査はないと述べたが、調査者が作成・用意した代替医療のカテゴリーをもって、それらの利用に関して質問するという形での、代替医療利用に関する調査は行われている。それらのいくつかを紹介する形で、日本の代替医療の「実態」を見てみたい。

医学者による調査では、今西たちは、表1の代替医療のカテゴリーを使って、代替医療利用に関して調査を行っている。その調査は、京都市住民から有意抽出されたサンプルへの自記式質問紙の調査で、一九九九年には四七二名（回収率一〇〇％）を、二〇〇五年には五〇〇名（回収率八七・八％）を対象にして行った。それによると、「今までに、何らかの補完・代替医療を試みたことがある」と答えた人は、六四・六％／六七・六％（数字は一九九九年／二〇〇五年）であったという。そして利用された代替医療は、多い順に、「あんま・マッサージ」が三八・一％／三五・九％で、ついで「漢方」が三四・三％／三三・九％、それに続くのが「健康食品」の二六・九％／三七・三％、「鍼」の二五・二％／一七・四％、「カイロプラクティック」の二〇・七％／二〇・九％となっている（今西 2008: 35-36）。

社会科学者による調査では、山下仁らの二〇〇一年の「相補代替医療の普及状況」の調査がある。鍼灸師でもある山下らは、前述の米国のアイゼンバーグの代替医療の調査と同様の方法で、全国の対象者に電話で無作為に標本抽出する調査を行った（一〇〇〇人に質問し有効回答率は二三％）。この調査では、「過去一年間に何らかの代替医療の治療・商品を受療・購入した人」は七六％であり、利用した代替医療の内訳は、利用が多い順に、「栄養ドリンク」四三％、「サプリメント」四三％、「健康器具」二二％、「薬店のハーブまたは漢方薬」一七％、「マッサージまたは指圧」一五％、「医師の処方した漢方薬」一〇％、「アロマテラピー」九％、「カイロプラクティックまたは整体」七％、「鍼灸」七％、「ホメオパシー」三％となっている（山下・津嘉山 2003）。この調査では、アイゼンバーグの調査と同様に、代替医療利用の目的・理由やかかった費用なども質問しており、それによると、代替医療の利用の理由は、多い順に、「病院・医院に行くほど深刻な症状でないから」(六〇%)、「健康全般に良い、あるいは病気を予防できると期待しているから」(四九%)、「テレビ、新聞、雑誌などマスメディアで、掲載したり宣伝したりしていたから」(二八%)、「病院・医院は時間がかかるので面倒だから」(二八%)、「西洋医学の治療よりもリラックスできるから」(二五%)などと回答されている。また、代替医療利用者の代替医療への一人あたりの年間支出額(自己負担額)は、平均一万九〇八〇円と計算され、同年の同年齢層の(近代医療の)医療費の自己負担額、平均三万八三六〇円と比較して報告している。

この山下らの調査からは、「病院に行くほどでもない軽い症状や病気」に対して、七〇%を超える人によって、おもに健康食品やサプリメントなどの代替医療が利用されていて、その代替医療の費用も、近代医療の費用に比べてはるかに低額であったが、これは、調査の対象者が、健康な人か罹病していても通院治療中の人に限られているからであると思われる。

これと対照的に、厚生労働省の研究班による、がん患者を対象にした代替医療の利用状況の全国規模の調査がある。それによると、調査対象者の全国のがん患者三九〇四人のうち、代替医療を利用している患者は、四四・六%(一三七九人)で、その利用率は、一般の病院やがんセンターで治療中のがん患者では四〇%台であり、ホスピスなどで緩和ケアを受けているがん患者では六〇%台となっている。使われている代替医療は、アガリクスやプロポリスなどの(「がんに効く」と宣伝されている)「健康食品・サプリメント」が多数で、その代替医療の費用(自己負担額)は、一人一か月平均五万七〇〇〇円と、山下らの調査の三六倍もあった。(Hyodo et al. 2005)。

この調査結果から見えてくるのは、近代医療では治らない病気や、医師から治らないと見放された病気に対しても、健康食品やサプリメントなどの代替医療が、調査対象の半数近い人によって利用されていて、その代替医療の費用は、近代医療の一般的な費用（自己負担額）に比べて、かなり高額だということである。ちなみに、厚生労働省の「人口動態統計」や「患者調査」などのデータから日本の「がんする生存者（患者）」数を三〇〇万人と推計し、この調査のようにその四五％が代替医療を利用しているとすると、「がんの代替医療の医療費（自己負担額）」は年間九二三〇億円になる。この金額を山下らの調査からの代替医療費推計額に加えて、日本の代替医療の総医療費、つまり「代替医療の市場規模」を推計すると、それは年間二兆三〇〇〇億円になり、近代医療の費用である国民医療費総額（これらの調査が行われた二〇〇〇年代は約三〇兆円）と比べて、決して少額とはいえないものになっているのである。

最後に——代替医療の医療社会学的研究にむけて

現代社会における代替医療は、広範囲の多様な領域にて展開されている社会現象ともみなせる。その社会現象は、人々の病い・健康・治療をめぐる多様な信条・観念・集団と社会的行為によって構成されており、医療社会学の理論・方法論・概念をもって分析するのに絶好の研究対象であると思えるのである。ところがこれまでの我が国の医療社会学における代替医療に関しての研究は、個別代替医療のケーススタディや、代替医療の利用者の調査などは行われてきたが、それらの数も少なく、また、代替医療を「もう一つの医療」として捉えて、専門職論や逸脱理論や医療化論など医療社会学が培ってきた方法論・概念で分析してみるような研究は、ほとんど行われてきてないように筆者には思えるのである。

絶好の研究対象でありながら、医療社会学者をしてその研究を躊躇させている「代替医療研究の困難性」とは、どのようなものなのだろうか。代替医療と医療社会学に関心を持ち続けてきた筆者は、その困難性の一つは、医療社会学者の「近代医療に批判的なスタンス」ではないかと考えるのである。医療社会学者のかなりの部分の人たちは、多かれ少なかれ近代医療批判のスタンスを持っており、それが近代医療を対象とした研究では、近代医療を社会学的に適切に記述・説明することに陰で役に立っているのではないかと思われる。ところが、その近代医療批判のスタンスは、代替医療の研究では、代替医療の近代医学批判の言説や実践や運動に、無批判に共感・同調することになり、そのことが代替医療を社会学的に適切に記述・説明することを妨げることになっているのではないかと思われる。確認しなければならないのは、仮に代替医療の近代医療批判が「正しい」としても、その代替医療が「正しい」とは限らないということ。そして、代替医療の主張に共感することと、代替医療を理解することと、代替医療を社会学的に適切に記述・説明することは、ある意味では「別問題」であるということである。

近代医療を検討する際に展開されていた適切な批判的視点が、代替医療の検討の際にも同じように十分に展開されるような代替医療の研究が、今、日本の医療社会学に要請されているのではないだろうか。

参考文献

Eisenberg, D. M. et al. 1993 "Unconventional Medicine in the United States: Prevalence, Costs, and Patterns of Use", *New England Journal of Medicine*, 328(4): 246–252

Eisenberg, D. M. et al. 1998 "Trends in Alternative Medicine Use in the United States, 1990–1997: Results of a Follow-Up National Survey", *Journal of the American Medical Association*, 280(18): 1569–1575

フラー、ロバート・C. 1992『オルタナティブ・メディスン――アメリカの非正統医療と宗教』池上良正・池上富美子訳、新宿書房

Hyodo, I. et al. 2005 "Nationwide Survey on Complementary and Alternative Medicine in Cancer Patients in Japan", *Journal of Clinical Oncology*, 23(12): 2645–2654

今西二郎 2008『統合医療――補完・代替医療』金芳堂

厚生労働省 2011「平成22年衛生行政報告例（就業医療関係者）結果の概況」

Leslie, C. 1980 "Medical Pluralism in World Perspective", *Social Science and Medicine*, 14B(4): 191–195

日本ホリスティック医学協会編 1989『ホリスティック医学入門――全体的に医学を観る新しい視座』柏樹社

佐藤純一編 2000『文化現象としての癒し――民間医療の現在』メディカ出版

Thomas, K. J., Carr, J., Westlake, L. and Williams, B. T. 1991 "Use of Non-Orthodox and Conventional Health Care in Great Britain", *British Medical Journal*, 302(6770): 207–210

ヴィンセント、C.／ファーナム、A. 2012『補完医療の光と影――その科学的検証』細江達郎監訳、北大路書房

WHO／バンナーマン、R.／バートン、J.／陳文傑責任編集 1995『世界伝統医学大全』津谷喜一郎訳、平凡社

山下仁・津嘉山洋 2003「日本における相補代替医療の普及状況――「バブル」「玉石混淆」「エビデンス」」『医道の日本』62(1): 151-157

『治療 増刊号 相補・代替医療の現況をみる』2007 Vol. 89 3月増刊号、南山堂

第10章　ターミナルケア

福島智子

1　近代医療におけるターミナルケア

死にゆく人びとを対象としたケア

「ターミナルケア」とは一般的に、「回復の見込みのない疾患の末期に、苦痛を軽減し、精神的な平安を与えるように施される医療・介護」を指す（『広辞苑』第六版）。こうした医療は、「ターミナルケア」以外にも、終末期医療、ホスピスケア、緩和ケア、エンドオブライフケア等、様々に呼ばれており、その医療の対象となる「回復の見込みのない疾患の末期」患者は、通常、余命が数か月と診断された人びとを指す。厚生労働省は「終末期医療」を、①予後が数日から長くとも二〜三か月と予測ができる場合（がんの末期）、②慢性疾患の急性増悪を繰り返し予後不良に陥る場合、③脳血管疾患の後遺症や老衰など数か月から数年にかけ死を迎える場合、の三つのケースに分類しているが（『終末期医療の決定プロセスに関するガイドライン　解説編』終末期医療の決定プロセスのあり方に関する検討会、平成一九年五月）[(1)]、本章では、多くの場合①の患者を対象とする「ホスピス緩和ケア」について論じる。なお、本章では、今日医療従事者の間で使用されている「ホスピス緩和ケア」という呼称を用いるが、文脈によっては、当時の議論で使用されている呼称をそのまま用いる。また、ホスピス緩和ケアより広い範囲を指す際には、より一般的な用語として「ターミナルケア」を用いることとする。

ホスピス緩和ケアとは「生命を脅かす疾患に直面する患者とその家族のＱＯＬ（人生と生活の質）の改善を目的とし、様々な専門職とボランティアがチームとして提供するケア」である（日本ホスピス緩和ケア協会ホームページより）。その基本方針として、①痛みやその他の苦痛となる症状を緩和する、②生命を尊重し、死を自然なことと認める、③無理な延命や意図的に死を招くことをしない、④最期まで患者がその人らしく生きていけるように支える、⑤患者が療養しているときから死別した後に至るまで、家族が様々な困難に対処できるように支える、⑥病気の早い段階から適用し、積極的な治療に伴って生ずる苦痛にも対処する、⑦患者と家族のＱＯＬを高めて、病状に良い影響を与える、の七点が挙げられている。

苦痛の緩和といった症状コントロールを重視し、家族を含めた患者のＱＯＬ向上を目的とするのがホスピス緩和ケアであり、その方針からは、死を自然なことと認める一方で、無理な延命治療と安楽死を否定するという特徴がみてとれる。ただし、⑥の方針をみると、「病気の早い段階から適用」するという点では、その対象者について、また「積極的な治療」を必ずしも否定していないという点では、方針③の延命治療の否定について、あいまいともとれる表現となっている（この点に関しては後述する）。

ホスピス緩和ケアの源流——ホスピス運動

現在「ホスピス緩和ケア」と呼ばれる医療の源流は、近代ホスピスの嚆矢とされる聖クリストファー・ホスピスにある。それは医師C・ソンダースによって一九六七年、英国ロンドンに設立された。死にゆく人びとを対象としたケアの改善を目指すホスピス運動の創始者とされるソンダースの大きな功績のひとつは、より効果的なペインコントロールを発展させた点にある（Seale 1989）。疼痛緩和が十分行われないまま苦しむ数多くのがん患者を目にしてきたソンダースは、患者の身体的な痛みに限定せず、精神的、社会的、スピリチュアルな痛みにも配慮し、トータルなケアの重要性を説いた。患者を全人的存在とみなし、医学的ニーズに留まらないこうしたトータルなニーズの一部として、患者の家族のサポートも重視された。

また、ソンダースは疼痛管理を徹底させると同時に、「患者を人生の最後の瞬間まで、できるだけ安らかに、かつ有意義に、精神的には覚醒した状態」に保つことを重視した（ドゥブレイ 1989：234）。「最期まで生きること」はホスピス運動のスローガンであり（Kellehear 2007：165）、現在のホスピス緩和ケアの指針における、死期を早めること、いわゆる安楽死の否定につながっている。

一方、同時代の米国におけるホスピス運動の発展に大きく寄与したのが、精神科医E・キューブラー＝ロスである。個人主義に重きを置くアメリカでは、英国とは異なるホスピス運動の展開があり、それは「死は成長の最終段階」というキューブラー＝ロスの言葉に端的に表現されている（Seymour 1999）。キューブラー＝ロスは、死を目前にした心の準備は、死にゆく者と看取る者とによる知識の共有によって強化されると指摘し（キューブラー・ロス 2001b）、死にゆく人びとの声に耳を傾けた。そして、死の受容に至る五段階（否認と孤立、怒り、取り引き、抑鬱、受容）のプロセスを提示した『死ぬ瞬間——死とその過程について』を一九六九年に著し、それは現在に至るまで、世界中で読み継がれている。

彼女は従来の治療を過度な医療として否定し、「伝統的な環境のなかで起こる自然な死」の復興を唱えた（Seale 1998: 105）。また、従来の延命医療における死は孤独で機械的で非人間的であるとし（キューブラー・ロス 2001a）、医師によって管理された死の過程を死にゆく人びとの手に取り戻そうとした。

ホスピス運動の背景

ホスピス運動が一九六〇年代後半以降、英米を中心として興隆した背景には、近代病院の成立以降、病院に不適切に収容される患者の「悲惨な」状況があったといわれる。近代医学の支配的価値観からは治療の対象となりえない「死にゆく」人びとが、治癒を期待して、あるいは貧困または身寄りがないなどの理由から病院に収容されるようになる。しかし、治療を一義的な目的としている近代病院は、死を迎える場所として必ずしも理想的ではなかった（Kellehear 1984）。

米国におけるB・グレイザーとA・ストラウスによる一九六五年の『「死のアウェアネス理論」と看護――死の認識と終末期ケア』やD・サドナウによる一九六七年の『病院でつくられる死――「死」と「死につつあること」の社会学』、また英国においては、J・マッキントッシュによる一九七七年の『がん病棟におけるコミュニケーションと認識』といった研究は、急性期病院における死の管理に起因する「社会的孤独」という問題を浮き彫りにした（Seymour 1999）。治療を第一義的な目的とする近代病院では、医師らの関心が失われた死を待つ患者は、周縁的な存在とならざるをえなかった。

このような「社会的孤独」には、告知に関する当時の傾向が深く関係している。一九六〇年代当時、医師が患者に、命に関わる疾患（とくにがん）に罹患していることを告げないのはありふれたことだった。たとえば、当時、米国では医師の八八％が告知しない方針であったが、約二〇年後には、告知する方針の医師は九七％と、その割合は逆転している（Seale 1998: 108）。英国においても一九六〇年代に比べて現在では、死につつあることを共有する「オープン認識」を好む傾向は、死にゆく人びとを対象とした医療やケアの領域はもちろん、一般の人びとの間でも定着しているという（Seale et al. 1997）。なかでもホスピスや在宅で死を迎える場合の方が、病院で死を迎える場合より「オープン認識」の割合が高く、また疾患別にみると、やはりがんのケースではその傾向が顕著である（Seale et al. 1997: 483）。

致死的な疾患に侵され、自分が死につつあるという事実を本人が知り、どのような最期を迎えたいかを自ら決めるいわゆるがん告知や自己決定という考え方の普及に、ホスピス運動は大きく寄与している。ただし近年では、こうした告知の方法やオープン認識の利点のみを強調し、患者の自己決定を重視することは英米流の実践であり、文化の違いによってはそれが不適切にもなりうるとの指摘もある（Seale 2000）。

社会運動としてのホスピス運動

従来の医療を批判的に捉え、よりよいケアを目指して始まったホスピス運動は、既存の社会制度の変革を目指す社会運動のひとつであった（McNamara 2004）。そのことは、ソンダースがＮＨＳ（国民保健サービス：国が徴収する税金によって医療費が賄われる制度で、国民は医療費が原則無料）から独立したホスピスの運営を主張していたことにも表れている（ドゥブレイ 1989: 116）。

当初のホスピスには、伝統的なヒエラルキーを変えようとする努力があった（James and Field 1992: 1369）。そこでは医師による支配を減少させ、異なる専門職それぞれに同等の価値を置き、専門職とクライアント、つまり医療者と患者との距離を縮めることが目標とされた（Abel 1986: 72）。従うべき規則もなく、基準を作る制度化された権威や組織がない（James and Field 1992: 1368）、みなが平等な立場の共同体、つまり「家」であることが、ホスピスの理想とされた（ドゥブレイ 1989）。また、先述したように、ホスピス運動には、専門職（医師）によって独占的に管理された死の過程を人びとの手に取り戻そうという、死の過程の脱専門職化を目指す運動という側面もあった（Kellehear 1984）。

ホスピス運動の興隆から四〇年以上が経過し、既存の医療の周縁に位置していたホスピスは、徐々にターミナルケア全体に対する優れた手本として、政策に大きな影響力をもつようになった（James and Field 1992: 1368）。二〇〇六年には、英国におけるがん患者の一六・六%がホスピスで死亡しており（Office for National Statistics 2006）、緩和ケアサービスの発展が二三・五%という自宅での死亡率の高さに貢献していると指摘されている（http://www.publications.parliament.uk/pa/cm200809/cmselect/cmpubacc/99/9905.htm, 2013. 8. 9）。一方、一九八二年にホスピスケアがメディケア（高齢者医療保険）に含まれるようになった米国では、二〇〇八年の時点で年間一四五万人の患者がホスピスケアを受けており、ホスピスケアを受けた患者は、全死亡者数の三八・五%に上る（National Hospice and Palliative Care Organization 2009: 4）。

こうしたホスピスの制度化に伴い、ホスピス運動あるいは創始者であるソンダースがもっていたカリスマ性が失われたとの分析や、「死にゆく人びと」を助ける（聖職者という）職業が帯びていたスピリチュアリティの希薄化（James and Field 1992: 1368）、ホスピスの組織の均質化が指摘されている（Abel 1986）。

ホスピスからホスピス緩和ケアへ

ホスピスの整備とその普及のため、一九七八年に設立された全米ホスピス協会は、二〇〇〇年に全米ホスピス緩和ケア協会に改称された。この「緩和ケア（palliative care）」はホスピスケアとは異なり、余命とは無関係に疾患のどの段階からでも受けることができ、また積極的な治療も同時に受けることができるとされている（全米ホスピス緩和ケア協会ホームページ、http://www.nhpco.org/palliative-care-0, 2007.5.7）。現在のホスピス緩和ケアの指針「⑥病気の早い段階から適用し、積極的な治療に伴って生ずる苦痛にも対処する」は、元来のホスピスケアには含まれていなかったものであり、積極的な治療、いわゆる延命治療を否定しない。

この緩和ケアは、緩和医療（palliative medicine）とも呼ばれる。初期のホスピスに関する論文のテーマであった「ターミナルケア」は「緩和医療」――英国内科医師会が一九八七年に設立した副専門分野――へと変化したと指摘するN・ジェームスとD・フィールドは、ホスピスの発展に伴う、従来の制度的医療との不可避的な相互作用について次のように述べる。制度化には経済評価、臨床評価などが伴うが、それらはホスピスケアの理想に対する脅威となりうる。評価の対象となることによって、数値化できないケアの側面を重視してきたホスピス推進者も、最終的には身体症状の軽減という、客観的かつ明確な指標に傾斜せざるをえなくなった（James and Field 1992: 1368）。それは疼痛緩和を担当する医師へのさらなる依存を意味しており、こうした変化は、既存のヒエラルキーを鈍化させ、みなが平等な共同体を作るというホスピス運動の理想とは相反するものであった。

ホスピスが緩和ケアの要素を取り入れることでもたらされた、ホスピスの当初の理念の変容にはそのほかにも様々な側面があるが、以下では、ホスピスケアが「終末期」以外の患者に対しても開かれたという点について考察したい。冒頭で指摘した対象者の「あいまいさ」である。ホスピスが既存の医療のアンチテーゼとなりえたのは、それが死を見据えた医療だったからではなかったか、という観点からみていきたい。

死を見据えた医療——ソンダースとキューブラー＝ロスの死

二一世紀に入って、ホスピス運動の発展に寄与した二人の女性が相次いでこの世を去った。キューブラー＝ロスは二〇〇四年、一人暮らしをしていたアリゾナ州の自宅で「神聖なイメージをかなぐり捨てて（田口 2008: 208）約九年間過ごした後、ソンダースは二〇〇五年、自らが設立した聖クリストファー・ホスピスで「平穏に」、死を迎えたという（http://www.stchristophers.org.uk/about/damecicelysaunders, 2013. 8. 9）。四〇年前、二人の女性がみつめていたのは、死にゆく人びとを対象としたケアの等閑であった。

死を目前に控えた人びとの苦痛が身体的なものに限定されないとソンダースが主張したのも、死という不可避な事実を突きつけられた患者には、そのほかの患者とは異なるニーズがあるとの確信からである。疼痛管理は最終目標ではなく、精神的あるいはスピリチュアルな慰めを導くための前提であった（ドゥブレイ 1989: 233）。キューブラー＝ロスが当時の医師たちから「ハゲタカ」と呼ばれながらも、死にゆく患者を研究対象としたのは、死を人生の一部として理解し、受容するためには死を直視しなければならないという思いからであった（キューブラー・ロス 2001b）。

ホスピス運動では、いかに死にゆく人びとをケアするかということと同時に、いかに死を迎えるかという「死に方」が問われていた。死にゆく人びとの死に誰がどのように関わるか、死をどうマネージメントするかという問題である。近代医学において患者の死は敗北とみなされるよう構造化されており（Fox and Swazey 1974）、医師は「死によって提起される意味という実存的問題」は直接的には扱わないとされてきた（パーソンズ 2002: 204）。先述した「社会的孤独」が社会問題として浮上する状況である。実際、ソンダースはホスピス運動の初期、「宗教によって霊感を受けた仕事は科学的に信用がおけない」（ドゥブレイ 1989: 229）と感じている医師たちを説得しなければならなかった。その経緯が次のように記されている。

シシリーが最初に戦わなければならなかったことの一つは、患者には治癒が望めないということを受け入れることに対する医療従事者の抵抗であった。医師は死を敗北と同義に受け取りがちである。そのため、患者の死を前にすると医師は興味を失ったり、その患者のことを話題にするのを避けるばかりか、患者に会うのを避けることさえある。医師たちは、医学にはまだなすべきことがある、という考え方を受け入れようとはしなかった。こういった態度が大きく変わったことは、シシリーのもっとも大きな業績のひとつである。（ドゥブレイ 1989: 232）

ソンダースは、宗教と医療の融合を目指した。たとえば、キリスト教を信仰するソンダースにとって、死は新しい生への入り口であり、死にゆく人びとを看取る者もベッドサイドで決して一人ではない。このように、ソンダースはつねに神の愛を確信していたという（ドゥブレイ 1989: 227）。「尊厳があり、意味のある死の実現」（パーソンズ 2002: 227）を手助けすることが、医師の新しい仕事として加えられたのである。

宗教と近代医学の一体化を実現したソンダースに対し、医療化された死の過程（医師が死にゆく過程を独占的に管理すること）のあり方を批判したのがキューブラー＝ロスである。彼女は「個人の気持ちを無視した病院の無味乾燥な部屋で死ぬ」ことを否定し、「慣れ親しんだ、居心地のよい自宅で死ぬこと」（キューブラー・ロス 2001b）をよしとした。キューブラー＝ロスにとって延命治療に代表される近代医学は、自然との調和を無視した非人間的なものであった(2)。

このように、両者には死の捉え方や、死の過程に誰がいかに関わるかについて違いはあるものの、ホスピス運動にとって「死」は核となるテーマであった。当初のホスピスケアの対象者であった、疾患の終末期にある患者という条件が外された今、これからのホスピス緩和ケアの求心力がどう保たれていくのかは興味深い点である。

2　日本におけるターミナルケアの展開

死にゆく人びとを対象としたケア――萌芽～黎明期

一九七〇年代に入ると、日本にもホスピス運動の影響が現れ始める。まず、キューブラー＝ロスの『死ぬ瞬間』が一九七一年、川口正吉による翻訳で読売新聞社より出版された。日本初のホスピスケアが開始されたのは、淀川キリスト教病院名誉ホスピス長も務めた柏木哲夫によってである。一九七三年、終末期患者のケアにあたる専門のチームが淀川キリスト教病院で発足し、一般病棟において活動が始められた（柏木 2006）。翌一九七四年、ターミナルケアの草分け的存在である医師河野博臣は『死の臨床――死にゆく人々への援助』を出版した。一九七七年には「死の臨床研究会」の一回目が開かれるが、彼はその主要メンバーのひとりである（加賀編 1997）。同年、医師鈴木荘一による日本人で初めての聖クリストファー・ホスピス訪問の記事が朝日新聞に掲載されたのだが、それは、日本において初めてのホスピスに関する報道であった。一九八一年、日本初の「院内独立型」（独立の病棟でホスピスケアを提供するもの）ホスピスである聖隷ホスピスが聖隷三方原病院内に開設される。その三年後、一九八四年には、淀川キリスト教病院に「院内病棟型」（病院内の一病棟をホスピス病棟とする）ホスピスがオープンしている。これら初期のホスピスはすべて、キリスト教系の病院によって運営されていた（柏木 2006）。

こうした状況を背景に、厚生省は一九八七年、ターミナルケアに関する問題を検討する「末期医療に関するケアの在り方の検討会」を設置し、同年、国立療養所松戸病院に国立初の緩和ケア病棟が開設される（柏木 2006）。一九八九年には、検討会の議論をまとめた報告書「末期医療のケア」を発表している（恒藤 2004）。この検討会はその後「一般国民、医師などを対象に終末期医療に関する意識調査を実施し、過去の意識調査の結果との対比のもとに終末期医療に対する国民の意識やその変化を把握し、本人の意思を尊重した望ましい終末期医療のあり方について検討」する「終末期医療に関する調査等検討会」として、一九九三年、一九九八年、二〇〇四年とこれまでに三回開催されている（田原 2005: 18）。二〇〇四年にまとめられた報告書は、病名や病気の見通しに対する説明と治療方針の決定、終末期医療の在り方、リビング・ウィル（自らに対する延命措置等に関する意思表示を事前に文書にしたもの）、患者の意思の確認、医療現場の悩み、末期状態における療養場所、がん疼痛治療とその説明、終末期医療体制の拡充、と項目別に議論されている。

ホスピスの展開——保険適用以降

一九九〇年、ホスピス緩和ケアが医療保険の診療項目として認められ、「緩和ケア病棟入院料」として制度化される。国が定めた一定の基準を満たす「ホスピス・緩和ケア病棟」で行われるホスピス緩和ケアに対し、定額の医療費が支払われるもので、当時、入院患者一日一人当たり二万五〇〇〇円であった。診療報酬の改定に伴い、二〇〇二年には三万七八〇〇円に引き上げられ、「医療機能評価機構」による第三者評価が国の基準に加えられた。また、緩和ケア病棟以外の一般病棟で提供される緩和ケアに対して「緩和ケア診療加算」という診療報酬が新設された。

一九九〇年の保険適用時、国が「ホスピス・緩和ケア病棟」として承認した施設は、聖隷ホスピス、淀川キリスト教病院ホスピス、救世軍清瀬病院ホスピス、栄光病院ホスピス病棟、坪井病院ホスピスの五か所、病床数は計一一七床であった（柏木 2006）。翌一九九一年、この五施設の代表が集まり、ホスピス・緩和ケアの質の向上、それらの啓発や普及を目的として、柏木を会長とする「全国ホスピス・緩和ケア病棟連絡協議会」を発足させた（恒藤 2004）。この協議会は二〇〇四年、「日本ホスピス緩和ケア協会」へと名称変更している。一九九一年には専門誌『ターミナルケア』も創刊され、二〇〇五年に『緩和ケア』に改題された（柏木 2006）。

ターミナルケアに関連した団体として、一九九六年には、柏木を初代会長として日本緩和医療学会が創立された。看護師を中心とした学会としては、一九八七年に日本がん看護学会が誕生しており、一九九九年の日本看護協会によるホスピスケアを専門とする看護師資格の導入に、この学会の活動が貢献したという（柏木 2006）。認定看護師資格の特定分野を示す言葉として当初使われていた「ホスピスケア」という名称は、二〇〇七年に「緩和ケア」へと変更されている。二〇一三年一月時点で、緩和ケアの認定看護師の登録者数は一二八八名である（http://nintei.nurse.or.jp/nursing/wp-content/uploads/2013/03/cn_hc.pdf, 2013. 8. 9）。

死にゆく人びとを対象とするケアが、「ホスピス」という単独の言葉から、「ホスピス緩和ケア」あるいは「緩和ケア」へと変更されていく英米の傾向を、日本においてもみることができるだろう。

近年の日本のホスピス緩和ケア

一九九〇年代後半から二〇〇〇年代初めにかけて、ホスピス緩和ケア病棟の開設が急増し、二〇〇六年では一五三施設、二八九〇床に達している。日本では年間約三〇万人ががんで死亡しているが、そのうちホスピスあるいは緩和ケア病棟で亡くなる人は約一万人と三％に留まっている（柏木 2006）。

柏木は、日本におけるホスピス緩和ケアの現状について、英米と比較してその数や機能が不十分であるとし、その特徴については、対象疾患の偏りや在宅ケアの未発達を挙げている。国が認定する「緩和ケア病棟入院料」の対象疾患はがんとエイズに限られ、入院患者はほぼ一〇〇％ががん患者であるというのが現状だ（柏木 2006）。現在、日本のホスピス緩和ケア提供者は、柏木も指摘するように、対象疾患の拡大を目標に掲げ、認知症、ＡＬＳ（筋萎縮性側索硬化症）といった疾患をもつ患者をもその対象としていこうと主張している（山崎 2005: 4）。

またいわゆる通所ケアを指す「デイホスピス」と「在宅ホスピス」が一体となったサービス体系を中心とする英米に対し、日本のホスピス緩和ケアは施設への入院が主になっている。こうした状況の中で、二〇〇六年の診療報酬の改定（「在宅療養支援診療所」の新設）と介護保険法の改正（「療養通所介護」の新設）は、日本のホスピス緩和ケアにとって「在宅ホスピス元年」と呼べるほど大きな節目だったという。新設された「在宅療養支援診療所」と「療養通所介護」は、それぞれ英米における「在宅ホスピス」と「デイホスピス」に対応するものであり、今後の在宅を中心としたターミナルケアの普及を狙ったものである。

加えて、「在宅療養支援診療所」のサービスは、自宅以外の居住の場所、すなわち高齢者福祉施設においても受けられるようになった（柏木 2006）。本章冒頭で提示した厚生労働省による「終末期」の三分類のうち、「③脳血管疾患の後遺症や老衰など数か月から数年にかけ死を迎える場合」を含めたターミナルケアの推進である。こうした高齢者福祉施設におけるターミナルケアの必要性は、広井良典らによって九〇年代後半に指摘されている（長寿社会開発センター編 1997）。当時、特別養護老人ホーム（以下、特養ホーム）でのターミナルケアを積極的に推進しようという人びとがいる一方で、「重度の痴呆（認知症）、徘徊、異食行為、不潔行為等危険防止に配慮しながらの個別対応に追われる中、ターミナルケアは程遠い」という現場からの消極論を展開する人もいた（広井 1997：78-90）。

さて、二〇〇三年に特養ホームにおけるターミナルケアの実態調査（一六六施設）を行ったＮＰＯ法人「特養ホームを良くする市民の会」によると、施設で死を迎えた八五二名のうち、八二・三％にあたる七〇一名がターミナルケアを受けたとされる。しかし、入居者や家族が望むターミナルケアを提供するためには、今後、特養ホームにおけるターミナルケアの役割を明確化し、職員数の確保、医療体制の充実、個室化などの生活環境の改善、教育研修の充実が必要であると結論づけている（本間 2005）。ここで注意したいのは、特養ホームにおける「ターミナルケア」は「看取り」と同義であり、その内容をみても本章で議論している「ホスピス緩和ケア」と完全には一致しないという点である。

広井らの報告書は、最期をそのまま特養ホームで迎えるのか、それとも病院で迎えるのかという場所の選択の問題に収斂されてしまっている印象を受ける。この点に関して、西村周三の指摘は興味深い（西村 2000）。西村は広井らの報告書を医療経済の観点から批判的に検討するとともに、別の観点からの論争を紹介している。この報告書の趣旨は、医療を十分に受けられない可能性があっても、高齢者福祉施設でのターミナルケアを、個人の選択に従って認めるべきだというところにあるが、こうした主張に対し、大きく分けて二つの批判が出された。①死に場所の選択論と②見なし末期に対する批判である。死亡直前には医学的介入の必要性の判断が不可欠であり、個人の選択や「死生観」では片づけられないというものだ。この「見なし末期」とは、死が差し迫った末期状態ではないにもかかわらず、末期とみなして治療をやめてしまうことを意味する（斎藤 2002: 169）。実際、日本における高齢者を対象としたターミナルケアの現状を調査した斎藤によると、入院している高齢患者に対し、人工栄養（長期延命）を行わないとした病院は約三割、人工呼吸器や心臓マッサージ（短期延命）を行わないとした病院は圧倒的多数であったという（斎藤 2002: 74-76）。

高齢者福祉施設でのターミナルケアを推進すると、必要な医療が受けられない人が生み出される可能性もある。過剰な医療を否定するホスピスの主張は、高齢者のターミナルケアにおける医療の後退を肯定しないまでも、決して否定はしないのである。そもそも当初のホスピスには、延命治療から緩和ケアを中心としたトータルなケアへのシフト、という側面があった。一般的に死亡直前にかかる医療費は高額であることが知られているが（円山 1995）、そうした「過度な」延命治療をしない点が、経済性というホスピスケアの利点として、ホスピスの制度化を推進する駆動力となったという側面を忘れてはならない。

このことに関連して、二〇〇五年に出された日本医師会による報告書では、医療費適正化効果の議論をもってターミナルケアを方向づけようとする国の姿勢が厳しく批判されている（日本医師会 第Ⅸ次生命倫理懇談会 2006）。厚生労働省は、終末期を自宅等で送ることを希望する国民の割合は約六割であるとの作為的な結論を前提に、在院日数の短縮を図り、患者の意思を尊重した適切なターミナルケアを提供する自宅での死亡割合を四割にすることを目標として設定し、医療費の抑制効果があるとしているが、必要な医療の内容を無視した患者不在の議論である、と。ここで問題になるのは、「終末期」かどうかの医学的判断だとされるが、この報告書でも指摘されているように、医学的判断それ自体も、状況によって変化しうるものであり、対象の同定は困難である。

以上、日本におけるターミナルケアの展開について述べてきた。ホスピス緩和ケアを牽引する柏木が課題として挙げる、対象疾患の拡大や在宅ケアの拡充は、結果的に国が主導する終末期における治療停止（とそれによる医療費適正化）と方向性としては一致している。次節では、ホスピス緩和ケアの拡大という、日本を含め、英米の推進者による試みの障害となっているものは何かに注目して、今日におけるターミナルケアの現状と課題について論じる。

3　ターミナルケアの現状

英米における死の現状

一九九〇年代の米国において行われた調査によると、死を迎えるまでの三日間に意識があった患者は全死亡者の約五割で、そのうちの六三％が耐えがたい身体的あるいは精神的痛みを抱えていたという（Lynn et al. 1997）。この調査は、急性呼吸器不全、多臓器不全、慢性閉塞性肺疾患、肝硬変、肺がんなど九つの重症疾患で入院している患者（約一万人）を対象として行われた。激しい痛みや呼吸困難、あるいは全身倦怠感といった症状の存在と同時に、約六割の患者が緩和ケアを希望していたにもかかわらず、一割のケースでは患者の希望とは異なる医療処置が行われていたことも明らかになっている。
また、英国における調査によると、死を迎える前の最後の一年間に痛みを訴える患者はがんに多いものの、最後の一週間では痛みを訴える患者はがんと心疾患でその割合に違いはない。さらに、心疾患と脳卒中の患者のどちらも、六か月あるいはそれ以上の期間にわたり痛みを訴える傾向があるという（Field and Addington-Hall 1999: 1273）。

これらの調査に示されている、がん以外の疾患をもつ人びとが迎えている死が、好ましいものではないという事実が、ホスピス緩和ケアをより多くの人びとへと拡大するべきだという主張の根拠とされている。ソンダースは、全人的なアプローチを、他の致命的な疾患や慢性疾患の領域に導入したいと考え、それらすべての領域における看護師のトレーニングに関心を寄せていたという（ドゥブレイ 1989: 323）。また、キューブラー=ロスは、助けを必要としている患者はがん患者以外にも多く存在し、神経疾患やＡＬＳなどの疾患を挙げ、すべての患者の死にゆく過程を改善すべきであると述べている（キューブラー・ロス 2001c: 217）。

痛みのない安らかな尊厳ある死の実現は、当初のホスピス運動の目標であり、それはがん患者に限定されるものではなく、あらゆる疾患に適用可能な普遍的なものだ。そして、がん以外の疾患で死を迎える人びとに対するケアの改善を求める人びとはたくさん存在する。ところが、がん患者以外へのホスピス緩和ケアの適用はきわめて困難であるともいわれ、その理由が、英米におけるホスピスの発展の理由と表裏一体であるとの指摘（Field and Addington-Hall 1999: 1274）は、今後のホスピス緩和ケアを考える上でも非常に示唆的である。次項では、この指摘について検討する。

ホスピスの発展の要因と拡大を阻む桎梏

ホスピス緩和ケアの対象者をがん以外の疾患にも拡大することが難しいと論じたフィールドとJ・アディントン＝ホールは、その理由として、ケアの対象者を同定することが難しい点、ケアの潜在的利用者、すなわちがん以外の疾患をもつ人びとの意向についての情報が少ないこと、限られた医療資源、既得権益等を挙げている（Field and Addington-Hall 1999: 1274）。さらに、ホスピスの基本方針が一般的なものでありながら、その対象が結果的にがん患者に限定されてきたことが、ホスピスケアがこれまで成功してきた要因のひとつであると述べている。そうすることで、疼痛緩和という非常に限定された目標に照準することができ、それに特化された技術の発展につながった。こうした対象の狭さが強みとなって、ホスピスが一時の運動で終わることなく続いていったのだという（James and Field 1992: 1366）。

ホスピスの対象者の大半がなぜがん患者なのかを検討したC・シールは、自らの死の喪主を務める「死を自覚して死ぬことの役割（the role of aware dying）」という観点から、次のように論じている（Seale 1998）。ホスピスケアを開始するためには、まず、「死につつある」ということをひとつの事実として、患者本人と周囲の者が認識する必要がある。がんは、ある程度の確実性をもって死が予測できるとされ、後期近代において、死を認識し、自らの死の儀式の喪主を担えるのは主にがん患者であった。

ホスピス緩和ケアの対象者を同定するのが難しいのは、他の疾患における予後診断の不確実さに起因する。「終末期」という診断、すなわち「死につつある」という認識は、当初のホスピス運動にとって重要な要素だった。現在でも米国においては、メディケアの支払いを受け、ホスピスケアを開始するには、延命のための積極的な治療を放棄せねばならず、それには「余命半年以下」という医師の診断が必要とされている（クリスタキス 2006）。さらに、がんの領域では無駄とされる治療も、他の疾患では延命のために必要不可欠な場合があり、対象疾患の拡大によって不利益を被る患者がでないとは限らない（Field and Addington-Hall 1999: 1275）。「ホスピス」から「ホスピス緩和ケア」へと、つまり終末期でなくても受けられるケアに変わることで、当初のホスピスの焦点は分散すると考えられる。

シールの分析からわかる通り、ホスピスの発展の理由のひとつは、ホスピス推進者が「意図的に」行ったことではないが、ホスピスの対象疾患が限定されていたことにあるだろう。まさにそのことが、今後のホスピス緩和ケアを拡大していく際の障害となっている。「よき死」、すなわち安らかで痛みのない死の実現というホスピスの目標が普遍的なものであっても、理想としてきた死の迎え方に合致する人びとは一部に限られていたということである。

それは、ソンダースが理想とした「安らかに、有意義に、精神的には覚醒した状態」で死を迎えることが、あらゆる人びとにとって必ずしも容易ではないという事実からも明らかだ。ホスピス緩和ケアで目指されるような死の理想像に、本章冒頭で示した②や③のパターン、また突然死等は含まれない。死の過程を取り仕切るという役割を、死にゆく者自身が担うという状況は、キューブラー＝ロスによる死の過程の脱専門職化の結果ともいえるが、取り仕切る能力を残さず死を迎える人びとの存在は見落とされてきた。さらに、死にゆく人びとがその過程を自らの手に取り戻したとはいっても、それがそのまま、いかに死ぬかを自由に選べることを意味したわけではない。

現在も受け継がれているホスピスの理念、③無理な延命や意図的に死を招くことをしないという方針は、過剰な医療を否定すると同時に、安楽死や自殺も否定するという、ホスピスが普及しても堅持しつづけた独自性のひとつだ（福島 2010）。ソンダースは、ホスピス開設以前から安楽死に反対する積極的な論客であり、医学的ケアが適切に行われれば疼痛管理は可能であり、死を目前にした精神的苦痛やスピリチュアルな痛みには、安楽死ではなく、人間的な理解と共感が必要だと強調していたという（ドゥブレイ 1989：242-243）。キューブラー=ロスも、「積極的な安楽死について、私のきわめて個人的な意見を言わせてもらえれば、一五〇パーセント「ノー」です。絶対に認められません」（キューブラー・ロス 2001c：258）と述べている。

ホスピス運動と死ぬ権利（安楽死）を求める運動は、個々の患者の経験に即して捉えれば、どちらも自らの死をコントロールする機会を提供するという点で共通しているという指摘は、今後のホスピス緩和ケアを考える上で重要である（Seale et al. 1997）。死にゆく者の自己決定をどこまで認めるのか。あるいはこれまでの安楽死の否定という方針を守り、あくまでも患者が「最期まで生きる」ためのケアとするのか。理論的にも両立が非常に困難な二つの方向性を含むホスピスの方針であるが、現在、その実践においても扱いが難しい問題が指摘されている。最後にその意味とホスピス緩和ケアの今後を考察したい。

ターミナルケアの今後

優れた疼痛管理を実現したホスピスであるが、それでも緩和できない症状が存在する。症状緩和のための処置が有効でない場合に行われるのがセデーション（鎮静）である。患者は死に至るまで深い眠りの状態に保たれる（Seymour et al. 2007）。このセデーションについては、八〇年代後半から、安楽死との関連やインフォームド・コンセント、事前指示書といった課題、あるいは「尊厳ある死」などの視点から議論されている。例外はあるものの、国際的にみてセデーションの主な理由としてはせん妄、興奮、極度の呼吸困難が挙げられ、「痛み」はむしろマイナーであり、セデーションを要請する患者の割合は各国の間で一五～六〇％と幅がある（Fainsinger et al. 2000, Rietjens et al. 2004）。

セデーションを「緩慢な安楽死」と捉える医師がいる一方で、セデーションこそ安楽死を避ける最後の砦と考える医師もいる（Seymour et al. 2007）。また、その捉え方は国によっても大きく異なり、安楽死が二〇〇二年に合法化され、死にゆく過程における自己決定を重視するオランダやベルギーでは、セデーションを安楽死に対する貴重なオルタナティブであるとする。他方、安楽死が認められていない英国では、セデーションを安楽死とは無関係に捉える傾向があり、「悲惨な死」を避けるために例外的に用いられる方法であるとされる。ただし、伝統的なホスピスのモデルに基づいた、症状コントロールのための不可欠な手段であった、重いセデーションは過去のものであり、今日、個々人に適した薬の投与によって、なるべく患者を意識ある状態に保つことは可能であるとしている。しかし、こうした二一世紀の医療技術によって支えられる死の過程は、以前に比べより医療化されたとも認識されている。

どちらの場合でも、セデーションは死につつある患者に「痛みのない、人間的に管理された死」を実現するために行われるということは共通しており、その死の過程は「よき死」という集合的な理解を強く特徴づけているという（Seymour et al. 2007）。セデーションも、その「よき死」を実現するためのひとつの手段であり、死にゆく過程において、利用可能なテクノロジーを慎重かつ入念に選択することが重要だとされる。そしてその「よき死」を主宰するのが「十全な意味において」死にゆく患者本人だとすれば、自ら生命の短縮を望むことも認められなければならない。

Ａ・ギデンズは、人生におけるあらゆる出来事を計画し、合理的にコントロールする欲望が、後期近代社会の特徴であると述べている（ギデンズ 2005）。それは死にゆく過程についても同様で、ホスピス緩和ケア従事者は、いかに死ぬかを自ら決めることを援助するにふさわしい専門性を提供してきた

（Seale 2000）。実際、病院と比較して、ホスピスでは患者は、より計画的に死の迎え方を決定してきた。とはいえ、死の良し悪しを決めるのは死にゆく者だけでなく、死にゆく者と看取る者による能動的な行為であり、共同作業の結果であるという（Seale and van der Geest 2004）。

「よき死」が意味のある、文化的に受容できる死のありようを指すとすれば、それを実現するために、先述したセデーションをはじめとして、今日、医療が大きな役割を担うことを最後に指摘しておきたい。救急病棟における蘇生措置を対象とした調査を行ったS・ティマーマンスは、テクノロジーに管理された死と尊厳ある死は矛盾しないと述べている（Timmermans 1998）。ホスピス運動において批判の的となった延命のための医療技術も、それ自体が悪なのではなく、その使い方やそれを使う文脈によるということだ。ホスピス緩和ケアをすべての人びとにという、これからのターミナルケアの展開には、本人や家族、医療者、あるいは国といった、そこに関わるすべてが能動的に関われるか、そして、そこで誰が主導権を握るのかが重要になるだろう。

注

（1）この類型はJ・リンとD・アダムソン（Lynn and Adamson 2003）による三類型、①大半ががんのケースで、短期間で機能低下するパターン、②大半が心臓や肺の臓器不全のケースで、増悪を繰り返しながら長期間にわたって機能低下するパターン、③主に老衰や認知症などのケースで、長期にわたって徐々に機能低下するパターン、に相当する。

（2）「死」それ自体に対する彼女の考え方は、生涯を通じて大きく変化している。もともと死後の生を肯定せず、死の受容に至る過程を研究していたキューブラー＝ロスであったが、のちに死後の生の肯定に至り、「死」自体が存在しないと述べている（キューブラー・ロス 2003）。

参考文献

Abel, E. K. 1986 "The Hospice Movement: Institutionalizing Innovation", *International Journal of Health Services*, 16(1): 71–85

長寿社会開発センター編 1997『福祉のターミナルケアに関する調査研究事業報告書』長寿社会開発センター

クリスタキス、N. A. 2006『死の予告——医療ケアにおける予言と予後』進藤雄三監訳、ミネルヴァ書房

ドゥブレイ、S. 1989『ホスピス運動の創始者　シシリー・ソンダース』若林一美ほか訳、日本看護協会出版会

Fainsinger, R. et al. 2000 "A Multicentre International Study of Sedation for Uncontrolled Symptoms in Terminally Ill Patients", *Palliative Medicine*, 14(4): 257–265

Field, D. and Addington-Hall, J. 1999 "Extending Specialist Palliative Care to All?", *Social Science and Medicine*, 48(9): 1271–1280

Fox, R. C. and Swazey, J. P. 1974 *The Courage to Fail: A Social View of Organ Transplants and Dialysis*, University of Chicago Press

福島智子 2010「ホスピス」佐藤純一・土屋貴志・黒田浩一郎編『先端医療の社会学』世界思想社、pp. 135–155

ギデンズ、A. 2005『モダニティと自己アイデンティティ——後期近代における自己と社会』秋吉美都ほか訳、ハーベスト社

グレイザー、B. G. ／ストラウス、A. L. 1988『「死のアウェアネス理論」と看護——死の認識と終

末期ケア』木下康仁訳、医学書院
広井良典 1997『ケアを問いなおす――〈深層の時間〉と高齢化社会』ちくま新書
本間郁子 2005『特養ホームが変わる、特養ホームを変える』第二版、岩波書店
James, N. and Field, D. 1992 "The Routinization of Hospice: Charisma and Bureaucratization", *Social Science and Medicine*, 34 (12): 1363-1375
加賀乙彦編著 1997『素晴らしい死を迎えるために――死のブックガイド』太田出版
柏木哲夫 2006『定本　ホスピス・緩和ケア』青海社
河野博臣 1974『死の臨床――死にゆく人々への援助』医学書院
Kellehear, A. 1984 "Are We a 'Death-Denying' Society?: A Sociological Review", *Social Science and Medicine*, 18(9): 713-723
Kellehear, A. 2007 *A Social History of Dying*, Cambridge University Press
キューブラー・ロス、E. 2001a『死ぬ瞬間――死とその過程について』鈴木晶訳、中公文庫
キューブラー・ロス、E. 2001b『死、それは成長の最終段階――続死ぬ瞬間』鈴木晶訳、中公文庫
キューブラー・ロス、E. 2001c『「死ぬ瞬間」と死後の生』鈴木晶訳、中公文庫
キューブラー・ロス、E. 2003『人生は廻る輪のように』上野圭一訳、角川文庫
Lynn, J. et al. 1997 "Perceptions by Family Members of the Dying Experience of Older and Seriously Ill Patients", *Annals of Internal Medicine*, 126(2): 97-106
Lynn, J. and Adamson, D. 2003 *Living Well at the End of Life: Adapting Health Care to Serious Chronic Illness in Old Age*, Rand
円山誓信 1995「死の医療化とターミナル・ケア」黒田浩一郎編『現代医療の社会学――日本の現状と課題』世界思想社、pp. 245-262
McIntosh, J. 1977 *Communication and Awareness in a Cancer Ward*, Croom Helm

McNamara, B. 2004 "Good Enough Death: Autonomy and Choice in Australian Palliative Care", *Social Science and Medicine,* 58(5): 929-938

National Hospice and Palliative Care Organization 2009 NHPCO Facts and Figures: Pediatric Palliative and Hospice Care in America, 2009 Edition

日本医師会 第Ⅸ次生命倫理懇談会 2006『「ふたたび終末期医療について」の報告』

西村周三 2000「終末期医療と医療経済」『死の臨床』23(1): 11-13

パーソンズ、T. 2002『宗教の社会学――行為理論と人間の条件第三部』徳安彰ほか訳、勁草書房

Rietjens, J. A. C. et al. 2004 "Physician Reports of Terminal Sedation without Hydration or Nutrition for Patients Nearing Death in the Netherlands", *Annals of Internal Medicine,* 141(3): 178-185

斎藤義彦 2002『死は誰のものか――高齢者の安楽死とターミナルケア』ミネルヴァ書房

Seale, C. 1989 "What Happens in Hospices: A Review of Research Evidence", *Social Science and Medicine,* 28(6): 551-559

Seale, C. 1998 *Constructing Death: The Sociology of Dying and Bereavement,* Cambridge University Press

Seale, C. 2000 "Changing Patterns of Death and Dying", *Social Science and Medicine,* 51(6): 917-930

Seale, C. and van der Geest, S. 2004 "Good and Bad Death: Introduction", *Social Science and Medicine,* 58(5): 883-885

Seale, C., Addington-Hall, J. and McCarthy, M. 1997 "Awareness of Dying: Prevalence, Causes and Consequences", *Social Science and Medicine,* 45(3): 477-484

Seymour, J. E. 1999 "Revisiting Medicalisation and 'Natural' Death", *Social Science and Medicine,* 49(5): 691-704

Seymour, J. E. et al. 2007 "Relieving Suffering at the End of Life: Practitioners' Perspectives on Palliative Sedation from Three European Countries", *Social Science and Medicine*, 64(8): 1679–1691

サドナウ、D. 1992『病院でつくられる死――「死」と「死につつあること」の社会学』岩田啓靖ほか訳、せりか書房

田口ランディ 2008「エリザベス・キューブラー・ロス――その生と死が意味すること。」島薗進・竹内整一編『死生学1　死生学とは何か』東京大学出版会、pp. 187–209

田原克志 2005「わが国の終末期医療の現状と今後の対応――「終末期医療に関する調査等検討会」報告書について」『ホスピス・緩和ケア白書 2005』日本ホスピス緩和ケア研究振興財団、pp. 18–30

Timmermans, S. 1998 "Resuscitation Technology in the Emergency Department: Towards a Dignified Death", *Sociology of Health & Illness*, 20(2): 144–167

恒藤暁 2004「わが国のホスピス・緩和ケア病棟の実態」『ホスピス・緩和ケア白書2004』日本ホスピス・緩和ケア研究振興財団、pp. 10–15

山崎章郎 2005「日本ホスピス緩和ケア協会の発足とこれからの展望」『ホスピス・緩和ケア白書2005』日本ホスピス・緩和ケア研究振興財団、pp. 1–5

第11章　健　康

黒田浩一郎

1　社会における健康

健康とは

本書のこれまでの章では、おもに病気とその治療（あるいは、第10章「ターミナルケア」のように、治療ができず、近い将来の死が確実とされるような状態）が対象だったのに対して、本書の最後をかざるこの章では、健康をめぐる社会のあり方が対象である。ここでは、病気になりかけの状態で、手遅れにならないうちに、それをみつけて治療することを含めて、あるいは、他者から病気をうつされないようにすることを含めて、いわゆる「先進国」における健康の維持増進の体制を扱う。

まず、本章の構成を述べておくと、まず1節「社会における健康」では、健康とそれをめぐる人びとの行為や社会制度に対する医療社会学の見方の提示やキーとなる用語の解説を行う。続く2節「日本における健康」では、近代化の開始から一九七〇年頃にかけての日本における健康の維持増進体制を扱う。

最後の3節「健康の現状と社会学の課題」では、先進国とくに日本における一九七〇年頃から今日にかけてのこの体制の新たな展開を扱う。この節の終わりでは、本章が扱うような社会現象に関する医療社会学の課題を提起して、本章を締めくくることにする。

では、本章の主題ともいうべき「健康」とは何か。世界保健機関（WHO）の「健康」の定義は有名だが、それは「単に疾病がないとか虚弱でないとかいうばかりではなく、肉体的、精神的、社会的に完全に良好な状態である」というものである（根村 2000：153）。この定義は、国際連合の専門下位機関として、「万人の基本的人権」のひとつとしての「健康」を定義したものであり、そのようなものとして、この定義についてはいくつかの批判が寄せられている。たとえば、実現不可能な理想論であるとか、「社会的（な）良好（さ）」を「健康」の名の下に、医学の管轄とすることにつながる、など。

これに対して社会学では、現実の社会に生きる人びとが健康をめぐってどのように考え、感じ、行動するのか、健康を維持増進するどのような仕組みを社会が作り上げているのかが研究課題であり、その課題遂行をうまく導くような「健康」の定義が必要であろう。

このような定義としては、T・パーソンズによるものがおそらく最初であろう。それは、「個々人が社会において就いている役割やその役割を構成する課業を効果的に果たすことができるような最適な能力を備えた状態」（Parsons 1972：123）というものである。この定義では、健康が役割に相対的に規定されることになること、役割遂行に必要な能力だけが取り上げられていて、役割遂行への意欲やその場でふさわしいとされる外見が取り上げられていないこと、健康が客観的な状態とされていること、健康がまずあって、その残余あるいは対概念として病気・傷害・障害が規定される格好になっている点などの問題点がある。そこで、これらの点を考慮して「健康」を再定義すれば、「社会のメンバーとして、年齢や性に応じて、備えていてふさわしいとされる能力、意欲、外見を非意図的な要因によって何らかの程度、一時的に欠いているとされるような状態ではないこと」となろう。このように定義される「健康」をめぐる人びとの考え、感情、行動と、健康を維持増進するための社会の仕組みがこの章の対象である。

健康行動・健康信念・健康知識

人びとの健康をめぐる考え、感情、行動について、医療社会学はこれまで、「健康行動（health behavior）」という視点からアプローチしてきた。「健康行動」とは、「自らを健康であると考える個人によって、健康問題の発生を防ぐ目的で企てられる行動」（Kasl and Cobb 1966: 246）であり、具体的には、病気・傷害・障害のリスクを最小限にするような行動（定期的な運動、適正な体重の維持、健康にいいとされる食事を摂ること、禁煙、予防接種を受けることなど）や、症状が現れる前に病気・傷害・障害を発見しようとする行動（健康診査や特定の疾患の検診を受けることを含む）である。

このような健康行動への注目の背景には、人びとのかなりの数が医師の診察を要するような症状を経験していながら、受診をしていないこと（「臨床的氷山（clinical iceberg）」）や、上記の、予防接種や、健康診断、特定疾患の検診の受診を含めた健康行動をとらないことが、医学と公衆衛生学の一部によって注目され、問題視されたことがある。ここから、病気の早期発見・早期治療を含めて、健康の維持増進のために人びとがとるべきだと、医学や公衆衛生学が考える行動を、どのような人びとがとらないのか、そしてそれはなぜか、どうしたらそのような行動をとらせることができるのか、を明らかにしようとしてきた（この種の研究については、Weiss and Lonnquist 2012 を参照のこと）。

この種の研究は、医学と公衆衛生学の考えを標準として、なぜ一部の人びとは、この標準のとおりに考えないのか、行動しないのか、という問題設定をしている。これに対して、人びとが、日頃の生活において、健康についてどのように考えているのか、を探る研究も、一九八〇年頃から、西ヨーロッパの医療社会学者を中心に取り組まれている。

こうした研究としては、人びとが、健康を一般的にどのように捉えているかを探るものと、心臓疾患など、今日の公衆衛生学でその予防が重視されている疾患について、その疾患をどのようなものと考えているのか、その病気にかからないようにするにはどうしたらいいと考えているのか、どのような人がその病気になりやすいと考えているのか、を探るものとがある。いずれにおいても、人びとの健康についての考えを、彼らの生活世界の中で、自らが置かれた時代と社会の状況において、集合的に作られ、伝承され、しかし同時に、医学や公衆衛生学の考えに影響されたり、自己や他者の病気の経験を通して、修正・削除・追加されたりするものとして、その独自性、複雑さ、文脈依存性に注目する（この種の研究については、Bury 1997 を参照のこと）。これらの研究では、人びとの健康についての考えを、「しろうとの（lay）」「健康知識（health knowledge）」あるいは「健康信念（health belief）」と表現している。

公衆衛生

以上の研究課題は、「専門職」に対する者としての「しろうと」による、自らあるいは家族の病気予防や健康の維持増進をめぐる考え、感情、行動に焦点を当てるものであるが、他方で、医療社会学は、近代国家によって行われる、国民を病気から守り、国民の健康を維持増進させる対策にも注目してきた。なぜなら、日本を含めた先進国では、近代化の開始当初から、国家が、公衆衛生学を含めた近代医学の知識・技術を用いて、こうした対策を行ってきているからである。こうした対策は、「社会医学（social medicine）」や「公衆衛生（public health）」などと呼ばれている。具体的には、次のような対策が行われている。

まず、国家の強制力を用いて、他の人に自分の病気をうつすと考えられる病者や、人が接触したり、摂取したりすると病気を発生させると考えられる物の、人びととの接触を断つという対策がある。病者の場合は、病気をうつすおそれのあるあいだ、自宅に閉じ込めたり、隔離収容病棟・施設に隔離したりといったことがなされる。病原となる、あるいはそのおそれのある物の場合は、その流入を強制的に遮断する。貧民窟やスラムのように、ある一定地域が病原となっていると考えられた場合、強制的に立ち退かせ、その地域を開発することによって、そうした地域そのものをなくすといったこともなされた。こうした病原としては、死体がとりわけ危険なものとされ、その処置の仕方や埋葬の仕方、墓地の場所やあり方が問題とされた。

次に、空気、水、土、食物といった、日常生活において接触・摂取するものを清潔なものにし、日常生活の中で生み出される下水、排泄物、生ごみなど不潔なものを処理する仕組みを国家が自ら運営したり、法律によって、これに関わる市場の活動を規制したりすることがある。

この点では、一九世紀半ばのイギリスにおけるE・チャドウィックを中心とする衛生改革が有名であるが、この改革はミアスマ説に依っていた。「ミアスマ」とは、ある種の病気、とくにマラリア、コレラなどの流行病の原因となると想定された、気体状のもので、不潔な空気、水、食物、土地から発生すると考えられた。これに対して、一九世紀後葉にこうした流行病の細菌学説が確立されると、ミアスマ説は医学界からは完全に姿を消すことになる。しかし、空気、水、土、食物などに、こうした病原菌を含めた有毒物質が人体に害をなすほど多くは含まれないようにする仕組みは引き続き維持され、有毒物質を特定し、その含有量を規制する形で強化されていく。こうした有毒物質には、工場から大気や水や土に排出される有毒物質、食品に残留する農薬、食品に添加される化学物質など、農業を含めた産業の近代化の産物ともいうべきものが付け加わる。

しかしながら、国家にとっては、国全体の第一次・第二次産業の生産力の増強や、経済発展を図ることもその政策課題のひとつであり、この課題に優先して、こうした産業が生み出し、国民の身体に触れたり摂り入れられたりする有毒物質の規制がなされることはなかった。このことは、鉱山や工場の労働環境の規制にも当てはまる。このような労働の場は、そこで強いられる労働の強度と時間を含めて、おそろしく有害で危険であった。このような場に子どもや女性を雇用することに対しては、国家はこれを法的に禁じたり、彼らの就業時間を制限したりするようになる。しかし、これ以外に、鉱山や工場で働くブルーカラー労働者の健康を守るための対策は、まったくなされなかった訳ではないが、国力増強や経済発展の後回しとされた。

第三に予防接種がある。先述の細菌学説の確立・展開は、予防接種法の開発を伴っていた。天然痘に対する牛痘接種を例外として、L・パスツールによる狂犬病ワクチンの開発を嚆矢とする、感染症に対するワクチンの開発は一九世紀後葉から行われるようになる。こうして開発されたワクチンのうちのいくつかは、その接種を受けることが国民に義務付けられるようになる。

第四に、個人が日常生活で行う健康行動については、医学・公衆衛生学が効果的とするものを、学校教育をとおして子どもに教育したり、その知識を博覧会やキャンペーン、マスメディアを通して大人に伝達したりすることが行われる。これらを通して、国民が医学・公衆衛生学の立場から「正しい」健康行動を心がけるよう働きかけるという対策がある。この点では、家族における「妻＝母」の役割が重視された。医学・公衆衛生学の知識を身につけ、それに基づいて、家庭という空間の清潔を保つことと、夫や子どもの健康行動を監督し、指導するという役割である。

最後に、健康診断と特定疾患の検診がある。これは、学校や工場など多くの人びとが集まる場所で、そこに集まる人びとを対象に行われるものや、特定の年齢に達した人びとや特定年齢層の人びとが定期的に指定された場所に赴いて受けるものがある。これらは、受けることが法律により義務として規定されていたり、あるいは国家によって強く勧奨されていたりする（受診率を上げる方策として、費用の全額または一部が補助される）。こうした義務化や勧奨は、本人または保護者に自発的な健診・検診の受診を期待できないという場合や、自覚症状が出てからでは、その前に他者に感染させるおそれがあるとか、治療法がなく手遅れであるとされる場合に行われる。

以上はすべて、すでにこの世に生を受けた人びとのあいだでの病気の拡大防止や、予防、早期発見に関わるものだが、現在または将来の「人口」の質と量の向上を目指す国家の政策の一環として行われてきたものである。この他に、現在あるいは将来の「人口」の質と量の向上のために、国民とくに青壮年男性の体格・体力・運動能力を維持し、向上させることにも近代国家は取り組んでいく。これは、子ども期からの学校給食などによる十分な栄養の摂取と学校における体育（体操やスポーツを含む）が中心となる。学校とくに義務教育段階の学校は、子どもの体格・体力・運動能力の向上が図られる場であると同時に、これらを計測し、その結果を集計することによって、標準が設定される場でもあった（さらには、健康診断と検診の場でもあった）。工場などの職場における体操もこの取り組みの一環である。さらに、徴兵制のある時代においては、新兵候補や一定年齢に達した男子全員に対して、兵士にふさわしい体格・体力・運動能力があるか否かの審査が行われ（と同時に、ここも健康診断と検診の場でもあった）、一九世紀末から二〇世紀前半にかけて、軍部がこの成績に基づいて、青壮年男性の体格・体力・運動能力向上策の推進を政府に求めた国もあった。

また、遺伝性とされる病気や障害をもった子どもが生まれないようにする政策もある。これは、「優生政策」と呼ばれ、二〇世紀の前半には、欧米先進国のほとんどでこのような政策が遂行された。具体的には、遺伝性とされる病気や障害をもつ人びとに、不妊手術を施して、子孫を残せないようにするというものであった。

2　日本における健康

『健康観にみる近代』

この節では、近代化の開始から一九七〇年頃にかけての日本における、前節で論じた意味での「社会における健康」を見ていく。これについては、歴史学者の鹿野政直の所論をまず紹介しておこう。

鹿野は、『健康観にみる近代』において、明治維新前後から一九七〇年頃までを、①「健康」の時代、②「体質」の時代、③「体力」の時代、④「肉体」の時代の四期に分けて、それぞれの時代の特徴を次のように論じている。

①「健康」の時代（明治維新前後から一九〇〇年頃まで）

一方で、それまでの「養生」などにかわり、health の訳語として「健康」が用いられるようになり、これを保つことが人生における成功と幸福の条件とされるようになる。他方で、国民の全体としての健康を守ることが国家の使命とされるようになる。中でも、赤痢、腸チフス、そしてとくにコレラといった、下痢を主症状とする急性の感染症（と、後にされることになるもの）対策として強制隔離が行われた。

②「体質」の時代（一九〇〇年頃から一九三〇年頃まで）

コレラなどの急性感染症の爆発的な流行は終息し、かわって結核などの慢性感染症の拡がりが注目されるようになる。産業革命期の工場は、結核の温床として、そして子どもや若者の成長と健康にとって有害な環境と認識される。しかし、この時代には、前者の結核対策としては、人の集まる場所での痰壺の設置を法律で義務付けたくらいである。ツベルクリン反応陰性者に対するＢＣＧ接種、レントゲン検査による検診という日本式結核予防対策の骨組みができるのは、次の「体力」の時代になってからである。後者に対しては、一二歳未満の児童の雇用禁止や、一五歳未満の子どもと女性の深夜業の禁止、労働時間の一日一二時間への制限などが、法律によって規定された。

他方、都市の中産階級のあいだでは、薬の日常化と健康と美の結びつきが見られる。前者の、薬の日常化は、何にでも効く保険薬や、「虚弱」を「強壮」にするとうたう薬がよく用いられるようになることを指している。これらの薬の常用によって「体質」の改善ができると訴求された。後者の、健康と美の結びつきは、石けん、歯磨き、そして女性の化粧品が常用されるようになることを指している。これらの商品は、身体の清潔を保つだけでなく、女性を美しくする商品と訴求された。さらに、この階層の人びとのあいだでは、家庭医学書や婦人雑誌を通して、栄養学（当時は、カロリーと三大栄養素の栄養学）が普及していく。

この時代の末には、次の「体力」の時代につながる二つの健康キャンペーンが始まる。ひとつはラジオ体操であり、もうひとつは健康優良児表彰である。なお、前者はラジオ放送局、後者は新聞社が主催するもので、いずれも全国を網羅するマスメディアの普及に支えられていた。

③「体力」の時代（一九三〇年頃から太平洋戦争終戦まで）

この時代は、国家の資源としての、人口の量と質を増大させる政策が展開された時代である。国民の衛生・健康・体力の維持向上を所轄する省庁として厚生省が一九三八年に設立され、その筆頭局には「体力局」が置かれた。国民とくに青少年の体力の維持向上策として、彼らに定期的な健康診断と体力測定が課されるようになる。それにより「筋骨薄弱」「結核要注意」とされた青少年は「健民修練所」で「鍛錬」されることになる。また、国民全体に対しては、「健民運動」というキャンペーンが厚生省主導で展開される。栄養の確保と、感染症とくに結核に対する予防接種とレントゲン検査（加えて、鹿野は言及していないが、患者の強制隔離）、「鍛錬」が主であった。さらに、この時代には、人口増殖政策、優生政策も展開された。こうした政策は、しかし、戦局の悪化などにより、計画通りの実現には至らなかったものがほとんどである。なお、ハンセン病者の強制的で、終生にわたる隔離収容が始まるのもこの時代である。

④「肉体」の時代（終戦から一九七〇年頃まで）

終戦直後は、食糧難や住宅難、風呂用の燃料不足の中で、発疹チフス、腸チフス、日本脳炎の流行があり、また、結核死亡率も戦前から引き続いて高い水準を示していた。これに対して、占領軍による小麦などの食料放出、占領軍の指導に基づくＤＤＴの散布や天然痘、結核などのワクチン接種が行われた。戦後復興の過程で国民の経済力の向上、栄養事情の好転などが見られるに伴い、全般的な死亡率や乳児死亡率の急激な低下が見られた。

なお、鹿野は、一九七〇年頃以降を「体調」の時代として、その時代の特徴を論じている。しかし、この時代については、次節で扱うので、鹿野の指摘するこの時代の特徴のうち、次節では触れていないことだけをここに記しておく。それは、一九六〇年代後半から一九七〇年代前半にかけての、公害反対運動や公害裁判、食品加工における化学物質の常用化の帰結としての、製造過程における有毒物質の混入事件、「過労死」、薬害事件の多発である。

近代日本の「健康観」

以上のような、日本における近代化の過程での「社会における健康」の展開のうち、社会学（や社会史）がこれまで注目してきたことを見ていく。

まず、どのような状態が健康な状態か、どうして健康に注意しなければならないか、そしてどのようにして健康を維持し、増進することができるか、についての考えという意味での「健康観」が、近代化の過程でどのように変容したか、ということである。これに関して、池田光穂と佐藤純一は、江戸時代における支配的な健康観を表すものとして、貝原益軒の『養生訓』を、近代日本の「健康観」を表すものとして、総力戦体制期（鹿野のいう「体力」の時代）の国民の体力増強策や戦後の「健康・体力づくり」政策を取り上げ、両者を比較して、前者に示される健康観を「養生の健康観」、後者に示される健康観を「獲得の健康観」と名付け、それぞれを次のように特徴付けている。

江戸時代の「養生の健康観」においては、現在の健康状態を維持することに主眼が置かれ、健康を損なうような行為や食物を慎まなければならなかった。とりわけ、食欲や性欲の過度の充足や感情の起伏を抑制することが大事とされた。これに対して、近代日本の「獲得の健康観」においては、健康は個人の努力によって積極的に増強すべきもので、その方法としては、レクリエーション、スポーツなどの身体運動や健康によいとされる食品を摂ることがある（池田・佐藤 1995）。

後者の近代日本の健康観は、明治期の学校教育とくに修身教育（亀山 1998）、一九二〇年前後に創刊され、それぞれ都市中産階級、主婦、農民によく読まれた雑誌、『キング』『主婦之友』『家の光』の一九二〇・三〇年代の記事（森 2005）、一九二〇年前後に創刊され、当時流行の非正統的な健康法を紹介する健康雑誌（小堀 1997）などに見られる。

近代日本の公衆衛生

近代日本の公衆衛生に関しては、まず、明治期のコレラなどの急性感染症対策である。神戸や京都など、大都市においては、鹿野が指摘しているコレラ病者の強制隔離だけでなく、「貧民」の集まり住む地域を不潔な、それゆえコレラなどを広める場所として特定し、当初は彼らの都市からの排除、そして後には、その地域への上水の供給などによる清潔化が企画され実行された（安保 1989, 小林 2001, 牧野 1992）。

次に、総力戦体制期の公衆衛生政策と健康・体力づくり政策である。従来、この時期は、戦後日本の平和国家・福祉国家との対比で、軍国主義国家と特徴付けられる。国民の健康や福祉に関しては、戦後日本とは対極的に、対外戦争遂行のために、国民の健康や福祉が犠牲にされ、それらの増進・向上を国家が図った場合は、兵士としての力能を高めることにだけ関心が払われ、これらの政策が国民に強制された、というように捉えられてきた。これに対して、近年の研究によると、この時期に計画された公衆衛生、健康・体力づくりの政策は（のみならず医療政策、社会福祉政策も）、戦後に展開される、これらの政策ときわめて類似している。この意味で、総力戦体制期は、戦後と連続しており、戦後福祉国家の起源ともいいうる（美馬 1998. なお、従来の視点からのものとして、藤野 2000. また、この見直しの動きを受けて、従来の視点の修正を試みるものとして、高岡 2011がある。関連して、終戦直後の公衆衛生政策を、ＧＨＱの指導による米国流の公衆衛生の導入としてではなく、むしろ戦前との連続性に注目して捉えなおす Aldous and Suzuki 2012 のような試みもある）。

さらに、家族における妻＝母に、夫とともに子どもの健康管理の役割が期待されるようになることである。明治期の衛生思想／衛生学（山本 2000）、総力戦体制期における保健婦の活動（山本 1999）、一九三〇年代前後の新中間層の女性たち（宝月 2010）などに、こうした役割の期待を見ることができる。

3　健康の現状と社会学の課題

人口学的推移

この節では一九七〇年頃から今日にかけての、1節で論じた意味での「社会における健康」を見ていくが、その前に、社会学が「ポスト近代」「後期近代」などと呼ぶこの時代の開始期の先進国、とくに日本の人口学的な状況をおさえておこう。

日本では、太平洋戦争敗戦直後のベビーブーム期に出生率が急増した後、出生率が低下し、この頃になると、夫婦が産む子どもの数が平均して約二人となる。しかし、戦後、結核その他の感染症死亡率は急激に低下し、子ども期、青年期を生き延びて成人に達する場合がほとんどとなる。このことは、〇歳時平均余命（平均寿命）の急激な伸長につながる。国民の死亡原因としては、がん、心臓疾患、脳血管疾患など、いわゆる「変性疾患（degenerative disease）」が上位を占めるようになる。これらの疾患は、身体（の細胞、組織、機能など）の老化に伴って発症するもので、老齢期の発症が圧倒的に多い。
以上のような変化は、「人口学的推移」「少産少死化」「疾病構造の変化」などと呼ばれているが、このような転換に対して、抗生物質の発見やワクチン開発など、近代医学の発見・発明の寄与はほとんどなかったことは明らかにされている。欧米先進国の場合も、同じような状況だったが、日本と比べて、この転換の開始期が早く、したがって、この転換のスピードは緩やかだった。ただし、この転換に対して近代医学の発見・発明の寄与がほとんどなかった点では同じだといわれている（日本を含む先進国における感染症死亡率低下と平均寿命の延長に対する近代医学の寄与の程度については、佐藤 2001 を参照）。

健康至上主義

さて、この時期の「社会における健康」のうち、健康行動と健康信念・健康知識の点で、医療社会学、とくに米国と日本の医療社会学が注目したものとして、「健康至上主義（healthism）」がある。医療社会学にこの概念を導入したR・クロフォードは、一九八〇年頃の米国における次のような状況に注目した。

エクササイズとランニングの爆発的な流行。声高で、しばしば攻撃的な喫煙に反対する倫理の出現。一般向けの健康雑誌の増大。新聞、雑誌、そして、健康とは最も縁遠いような製品の広告においてすら、健康を話題としたものが驚くべき頻度で現れていること。ビタミンやその他の健康補助食品が健康にいいという理由で、ますます多く消費され、その他のものは健康に悪いという理由でますます消費が少なくなっていること。（Crawford 1980: 365）

クロフォードは、この背景に、人びとのあいだで「健康至上主義（healthism）」がこの時期に急激に高まったことがあるとする。彼の定義する「健康至上主義」とは、「健康が幸福の定義および達成の主要な（そしてしばしば第一の）焦点となり、自分の健康に重大な関心を寄せ、健康が、主にライフスタイルの変容を通して獲得されるべき人生の目標となる」（Crawford 1980: 386）ことである。

日本では、これより少し早くから、人びとのあいだで「健康ブーム」が起こっているといわれるようになり、マスメディアの報道や論説において、このブームはその後、今日まで衰えることなく続いているといわれている。一九八〇年代の後半からは、社会学者などによって、このブームがどのようなものか、その背景には、どのような人びとの意識の変化があるのか、さらに、このような意識の変化を促しているどのような社会的・文化的な状況があるのか、が論究されている。また、一九九〇年代からは、このブームの背景に、「健康至上主義」の高まりがあるという指摘もなされるようになっている（これらの研究については、黒田 2004a を参照）。

これらの研究では、具体的には、研究・調査機関や研究者が行った、全国の住民あるいは特定地域の住民を対象とするサーベイ調査や世論調査、業界団体や業界新聞ないし市場調査会社による調査などに基づいて、一九七〇年代後半に以下のようなことが急激に高まり、今日までそれが続いているとされている。

①自分にとって一番大切なものとして「健康・生命」を挙げる者、生活を充実させるために必要なものとして「健康な体」と答える者、今以上に健康を増進したいとか、今の状態を保ちたいと思う者、健康は充実した生活を実現するための手段というよりも、それ自体が目的であり、最も優先して考えなければならないと考える者、自分のやりたいことがあっても、健康によくないことは我慢してまでやらないとする者

②健康のために何かをしている者
③健康に関する本の売り上げ，「健康雑誌」の創刊や売り上げ
④健康食品，健康機器などの「健康産業」の市場規模，これらの商品の家計消費
⑤自分の健康についての不安や悩み
⑥自分をあまり健康でないと感じている者

しかし，黒田浩一郎がこのような議論で典拠とされている調査結果や資料の信頼性と妥当性を吟味した結果によると，上記のような変化があったことを確実に示していると解釈できる調査結果や資料はひとつもない（黒田 2004a）。

これに対して，黒田らは，全国レベルの調査で，戦後，継続的あるいは定期的に行われ，一九七〇年後半とその前後の期間をカバーしている既存調査・資料を用いて，上記のような主張を裏づけることを試みている。しかし，その結果によると，上記の①と②の高まりは，一九七〇年代後半ではなく，むしろ一九六〇年代後半であり，その高まりもそれほど急激なものではなく，また一九七〇年代にはそれが一九六〇年代前半か，あるいはそれ以下のレベルにまで低下しており，一九八〇年代以降では，ほとんど変化が見られない（黒田 2004b，多田ほか 2005，玉本・黒田 2005）。

また，⑥については，自分を健康でないと感じる者の割合はこの時期とその前後の時期のあいだではほとんど変化がないという結果であった。③については，ベストセラーに占める，健康に関する本の割合で見ると，一九七〇年代後半にその割合が急増したということはない（野村・黒田 2005）。④と⑤については，これを確かめるに足る既存調査・資料が存在しない。

そうすると，医療社会学が，日本における「健康ブーム」と「健康至上主義」に関して追究すべき課

題はむしろ、人びとの健康への関心や健康追求を報道し、論説するに値するものとみなすような意識が、ジャーナリストと有識者、そして社会学を含めた社会科学者の一部のあいだで、いつ、どのような背景から生まれたのか、というものであろう（これについては、中川・黒田 2006a, 2006b: 109–112）。

変性疾患の早期発見と健康増進

他方、公衆衛生の点では、先述の「人口学的推移」に伴い、がん、心臓疾患、脳血管疾患などの変性疾患の予防がその中心となっていく。日本を含めた先進国の、この時期の変性疾患の予防対策の特徴として、次のようなことがある。

まず、がんについては、「早期発見・早期治療」の促進がある。がんの場合は、自覚症状が出てからでは手遅れとされ、肺がん、大腸がん、乳がん、子宮がんといった、特定のがんの定期的な検診を、それぞれの種類のがんのある程度以上の発病率を示す年齢層の人びとが、できるだけ多く受けるようにするという対策である。

つぎに、公衆衛生学の新しい展開として、「危険因子疫学（risk factor epidemiology）」の確立がある。これは、説明変数として個人の身体、行動、生活習慣の特徴について、被説明変数として特定疾患の発症、あるいは特定疾患での死亡、あらゆる死因による死亡について、多数の人びとを長期間にわたり追跡調査して、多変量解析の手法を用いて、説明変数それぞれが独立に被説明変数にどれだけ寄与するかを明らかにする手法である。統計的に有意な寄与をする説明変数が「危険因子」と呼ばれる。

この研究手法の確立と並行して、治療法の効果判定法としてのランダム化コントロール試験の確立がある。この試験では、被験者を、効果を判定したい治療法を受けるグループと、これと比較するための治療を受けるグループにランダム（無作為＝被験者がどちらのグループに振り分けられる確率も等しくなるようにして）に分けて、二つのグループの治療成績を比較する。両者のあいだに統計学的に有意な差があるか否かで当該の治療法の効果の有無を判定する。

この方法は、特定の病気予防法の効果判定の標準的方法となっている。なお、この場合、できるだけ大勢の被験者を集めること、できるだけ長期間追跡すること、効果の指標として、当該の予防法が対象とする疾患による死亡率だけでなく、あらゆる原因による死亡率をとることがよしとされる。

また、このような危険因子疫学の調査研究で明らかになった危険因子のうち、身体の生理機能の状態を示す指標で、その数値が高すぎる（あるいは低すぎる）こと自体が「疾患」とされ、治療の対象となる。あるいは、危険因子疫学の調査研究結果に基づいて、それ以前よりも「疾患」と判定する基準値が下げられるようになる。高血圧、高コレステロール血症、糖尿病などがそうである。血圧、血中コレステロール値、血糖値などが「疾患」とされるような値を示していても、当人はそれを知覚できないため、これらの検査が、健康診断の検査項目に加えられることになる。

さらに、過食と運動不足の結果としての肥満と、合法的な意識変容物質であるタバコとアルコールの摂取は、多くの変性疾患の発症やそれらによる死亡への寄与の大きさと、これらのリスクを抱えている人の数の多さから、公衆衛生対策の主要なターゲットとなっている。その対策の一環として、法律によって、関連する商品の広告やパッケージを規制することや、高額な税金を課すことによって、その購入・消費を抑制するという方法もとられている。

最後に、こうした変性疾患の危険因子のうち、食事（摂取カロリーや各種栄養素の摂取量、回数、時間など）、運動（量、頻度など）、睡眠時間などは、「ライフスタイル」とまとめられ、これを、危険因子疫学の調査結果に基づいて、変性疾患の発症確率を減らす方向に「改善」するよう人びとに働きかけるという対策も推進されている。これは、「健康教育」あるいは「ヘルスプロモーション」と呼ばれている。

さて、上記のような変性疾患の予防対策に対しては、医学・公衆衛生学の内部での論争や外部からの批判も多い。たとえば、高コレステロール血症やメタボリックシンドロームの判定基準の設定をめぐっては、その根拠とされる調査研究が、危険因子疫学やランダム化コントロール試験の標準的な手法に則っておらず、調査結果もそれを裏付けるものではないという批判がある。その中で、製薬企業が、判定基準作成に携わる研究者に、高額の研究資金の提供などを通して、自社の販売する薬の処方増加につながるように、基準値設定に影響力を行使しているのではないかという指摘もなされている。

また、国によっては、国家が、ランダム化コントロール試験（とコストベネフィット分析）によって効果が裏付けられないものには、財政的その他の援助を控えるようになってきている。この点では、種々の検診が、その効果（と効率）をこうした試験（と分析）によって確認できず、それゆえ、国家による支援の引き下げにつながりやすい。さらに、検診の中でX線を用いるものに対しては、放射線被曝の害も指摘されている。最後に、女性の生殖器のがんの検診に対しては、フェミニストの一部からは、医学による女性の支配を強化するものだとの批判もある。

公衆衛生学の内部と医療社会学から批判がとりわけ多かったのは、ライフスタイルの改善のための健康教育である。次のような批判がなされている。

①専門的な知識をしろうとに伝達し、しろうとはそれをすなおに受容して従うという、現実に適合しないモデルに基づいている。

②病気になったのは、こうした指示に従わなかった結果であり、それゆえ病者には病気になったこと

に対する責任があるとされるようになるおそれがある。③改善すべきとされるライフスタイルの背景には、人びとの置かれた経済的、社会的、文化的な資源配分構造があり、この構造は、近代社会においては階層的な構造をなしているので、こうした格差の解消が不可欠であるのに、これを不問に付している。

こうした批判をうけて、それに応える形で、一九八〇年代後半から提唱・推進される健康政策は、「新公衆衛生（new public health）」と呼ばれている。しかし、これに対しても、公衆衛生学や医療社会学の一部からは、上記①〜③の批判に十分に応えるものではないとの批判がある。

後期近代における健康をめぐる政治

このような、変性疾患の予防以外にも、近代国家は、①感染症の予防と流入・拡大防止、②食品の衛生と安全、③水、空気、土の衛生と安全、の三つの領域で、国民の健康を守る仕組みを徐々に整えてきている。その過程で多くの被害者を出し、彼らやその支援者による反対運動や裁判闘争を経験している。

これらの仕組みは、後期近代においても作動しているが、これらの領域でも、関連する科学内・間での論争、産業の影響力の増大、国家の関与の減少（規制緩和、財政支援の引き上げ、民営化など）、人びとのあいだでの不信や、批判、反対運動など、変性疾患の予防対策をめぐって見られたのと同じことが見られる。また、世界的な流行を引き起こす恐れのあるとされるインフルエンザや、外国から輸入される食品、空気などは、関係するひと、動植物、物質が国境を越えて移動・流通・拡散するために、世界的な規格・基準の作成や国家間の協同が必要とされている。

医療社会学を含む社会学の課題は、こうした国民の健康を守るための仕組みとその作動を、関連する科学や科学者集団を含む、関係する集団や人びととの内部およびそれらのあいだでの論争、対立、批判を視野に入れつつ解明することである。とくに、それらの仕組みのあいだでの異同や、それらの仕組みの後期近代における変容や、いわゆる「グローバリゼーション」の影響などを明らかにしていくことが必要である。

また、今日の人びとの健康信念・知識と健康行動についての社会学の課題は、人びとのあいだでの、以前の時代と比べての、健康の価値や健康不安、健康追求の増大といったことを神話化し批判することではない。むしろ上述のような国民の健康を守る仕組みとの関係において、こうした仕組みが人びとに期待する信念・知識や行動に対する、人びとの無知・無視・無関心、受容、不信、抵抗・批判、個人的あるいは集合的な、代替的な仕組みの追求といった対応を解明することである。とくに、性、年齢、階層などの社会的カテゴリーの点で、あるいは関連する過去の個人的な体験や集合的な体験、個人の心身の特徴などの点で、どのような人びとが、どのような対応をするのか、そしてそれはなぜか、を明らかにすることが必要である。

参考文献

阿部安成 1996「健康、衛生、あるいは病という歴史認識」『一橋論叢』116(2): 413-431

Aldous, C. and Suzuki, A. 2012 *Reforming Public Health in Occupied Japan, 1945-52: Alien Prescriptions?*, Routledge

安保則夫 1989『ミナト神戸コレラ・ペスト・スラム——社会的差別形成史の研究』学芸出版社

Blaxter, M. 2008『健康とは何か——新しい健康観を求めて』渡辺義嗣監訳、共立出版

Bury, M. 1997 "From Illness Behaviour to Health Beliefs and Knowledge", *Health and Illness in a Changing Society*, Routledge, pp. 18-46

Crawford, R. 1980 "Healthism and the Medicalization of Everyday Life", *International Journal of Health Services*, 10(3): 365-388

藤野豊 2000『強制された健康――日本ファシズム下の生命と身体』吉川弘文館

宝月理恵 2010『近代日本における衛生の展開と受容』東信堂

池田光穂・佐藤純一 1995「健康ブーム」黒田浩一郎編『現代医療の社会学――日本の現状と課題』世界思想社、pp. 263-278

亀山聖未 1998「明治期日本の〈健康〉――教育におけるメッセージ」『中央大学大学院研究年報』28: 149-159

鹿野政直 2001『健康観にみる近代』朝日新聞社

Kasl, S. and Cobb, S. 1966 "Health Behavior, Illness Behavior, and Sick Role Behavior I. Health and Illness Behavior", *Archives of Environmental Health*, 12(2): 246-266

小林丈広 2001『近代日本と公衆衛生――都市社会史の試み』雄山閣出版

小堀哲郎 1997「衛生と健康の一局面――近代日本の健康雑誌を題材として」『ヒューマンサイエンスリサーチ』6: 85-99

黒田浩一郎 2004a「我々の社会は「健康至上主義」の社会か（2）――既存研究のレビュー」『龍谷大学社会学部紀要』24: 11-35

黒田浩一郎 2004b「厚生省「保健衛生基礎調査」、「国民生活基礎調査」にみる、日本人の健康維持・増進行動の変化――戦後日本の「健康至上主義」」『龍谷大学国際社会文化研究所紀要』6: 307-324

牧野厚史 1992「貧民にみる環境衛生政策の変容――排除論から包摂論へ」『関西学院大学社会学部紀要』66: 67-79

美馬達哉 1998「軍国主義時代――福祉国家の起源」佐藤純一・黒田浩一郎編『医療神話の社会学』世界思想社、pp. 103-126

森麻弥 2005「一九二〇年代三〇年代における『健康観』に関する一考察――『キング』『主婦之友』『家の光』における健康関連記事の内容分析を中心に」『マス・コミュニケーション研究』67: 174-191

中川輝彦・黒田浩一郎 2006a「論説のなかの「健康ブーム」――健康至上主義と社会の医療化の「神話」」森田洋司・進藤雄三編『医療化のポリティクス――近代医療の地平を問う』学文社、pp. 223-242

中川輝彦・黒田浩一郎 2006b「大衆誌のなかの「健康ブーム」」『京都精華大学紀要』30: 109-128

根村直美 2000「ＷＨＯの〈健康〉の定義」『現代思想』28(10): 153-169

野村佳絵子・黒田浩一郎 2005「戦後日本の健康至上主義――健康に関する書籍ベストセラーの分析を通して」『社会学評論』55(4): 449-467

Parsons, T. 1972 "Definitions of Health and Illness in the Light of American Values and Social Structure", E. G. Jaco ed., *Patients, Physicians and Illness*, 2nd ed., Free Press, pp. 97-117

佐藤純一 2001「抗生物質という神話」黒田浩一郎編『医療社会学のフロンティア』世界思想社、pp. 82-110

多田敦士・玉本拓郎・黒田浩一郎 2005「いちばん大切なものとしての、および注意しているものとしての健康――戦後日本の健康至上主義」『保健医療社会学論集』15(2): 115-126

高岡裕之 2011『総力戦体制と「福祉国家」――戦時期日本の「社会改革」構想』岩波書店

玉本拓郎・黒田浩一郎 2005「総理府調査にみる戦後日本人の健康維持・増進行動の変化――戦後日本の健康至上主義」『龍谷大学社会学部紀要』27: 1-14

Weiss, G. L. and Lonnquist, L. E. 2012 "Health Behavior", *The Sociology of Health, Healing, and Illness*, 7th ed., Prentice Hall, pp. 118-142

山本起世子 1999「戦時体制期における身体管理と家族――保健婦の役割を中心に」『園田学園女子大学

論文集』34(1)：35-49
山本起世子　2000「家族における身体管理に関する歴史社会学的考察――江戸期から明治期を対象として」『園田学園女子大学論文集』35(1)：47-60

ら　行

わ　行

ま　行

や　行

さ　行

か　行

索　引

あ 行

医療安全管理学講座客員教授。
主要業績："Social capital and perceived health in Japan: An ecological and multilevel analysis"（共著，*SSM,* 69, 2009），"Social capital and mental health in Japan: A multilevel analysis"（共著，*PLOS ONE,* 5(10), 2010），『ソーシャル・キャピタルと健康』（共監訳，日本評論社，2008年）

松 山 圭 子（まつやま　けいこ）
1995年，東京大学大学院工学系研究科博士課程先端学際工学専攻単位取得退学。現在，青森公立大学経営経済学部教授。
主要業績：「医学報道と医学啓蒙の構造――医学用語「コレステロール」の活字メディアにおける語られ方を事例として」（博士論文，1998年），「薬害と医薬品情報」（シリーズ生命倫理学編集委員会編『シリーズ生命倫理学第16巻　医療情報』丸善出版，2013年）

高 橋 涼 子（たかはし　りょうこ）
1992年，東京大学大学院総合文化研究科博士課程相関社会科学専攻単位修得満期退学。現在，金沢大学人間科学系教授。
主要業績：「権利擁護とアドボカシー――学際研究の可能性に向けて」（『金沢法学』第52巻1号，2009年），「「当事者主体」の理念」（川池智子編『新社会福祉論』学文社，2012年）

佐 藤 純 一（さとう　じゅんいち）
1985年，大阪大学大学院医学研究科博士課程単位取得満期退学。現在，龍谷大学客員教授。
主要業績：『先端医療の社会学』（共編，世界思想社，2010年），『思想としての「医学概論」』（共著，岩波書店，2013年）

福 島 智 子（ふくしま　ともこ）
2004年，京都大学大学院人間・環境学研究科博士課程単位取得満期退学。現在，松本大学人間健康学部准教授。
主要業績：「インデクスとしての血糖値――リスクの医学における数値の機能」（『社会学評論』58巻3号，2007年），「ホスピス」（佐藤純一・土屋貴志・黒田浩一郎編『先端医療の社会学』世界思想社，2010年），「ローマにおける臨終の現状――世俗化と家族」（『早稲田大学イタリア研究所研究紀要』第4号，2015年）

黒田浩一郎（くろだ　こういちろう）
奥付「編者紹介」を参照

執筆者紹介（執筆順）

中川輝彦（なかがわ　てるひこ）
奥付「編者紹介」を参照

工藤直志（くどう　ただし）
2013年，大阪大学大学院人間科学研究科博士課程修了。現在，金沢大学人間社会環境研究科客員研究員。
主要業績：「脳死と臓器移植」（佐藤純一・土屋貴志・黒田浩一郎編『先端医療の社会学』世界思想社，2010年），「臓器移植」（中川輝彦・黒田浩一郎編著『よくわかる医療社会学』ミネルヴァ書房，2010年）

金子雅彦（かねこ　まさひこ）
1992年，京都大学大学院文学研究科博士後期課程学修退学。現在，防衛医科大学校医学教育部准教授。
主要業績：『医療制度の社会学――日本とイギリスにおける医療提供システム』（書肆クラルテ／朱鷺書房，2012年），“A methodological inquiry into the evaluation of smoking cessation programmes”（*Health Education Research,* 14(3), 1999）

佐々木洋子（ささき　ようこ）
2012年，大阪市立大学大学院文学研究科単位修得退学。現在，大阪市立大学文学研究科都市文化研究センター研究員。
主要業績：「日本における ADHD の制度化」（『市大社会学』No. 12，2011年），「ペアレント・トレーニングの実践にみる ADHD をもつ子への〈適切な〉対応」（『人権問題研究』No. 15，2015年）

細田満和子（ほそだ　みわこ）
2003年，東京大学人文社会系研究科修了。現在，星槎大学副学長。
主要業績：『脳卒中を生きる意味――病いと障害の社会学』（青海社，2006年），『「チーム医療」とは何か』（日本看護協会出版会，2012年），『復興は教育からはじまる』（共編著，明石書店，2014年）

藤澤由和（ふじさわ　よしかず）
2005年，早稲田大学大学院文学研究科社会学専攻博士後期課程単位取得後退学。現在，静岡県立大学経営情報イノベーション研究科公共政策系准教授，東京医科大学

編者紹介

中 川 輝 彦（なかがわ　てるひこ）
2001年，大阪大学大学院人間科学研究科満期取得退学。現在，熊本大学大学院社会文化科学研究科教授。
主要業績：「病気—社会システムと病者」（内海博文編著『現代社会を学ぶ』ミネルヴァ書房，2014年），『よくわかる医療社会学』（共編著，ミネルヴァ書房，2010年）

黒田浩一郎（くろだ　こういちろう）
1986年，京都大学大学院文学研究科学修退学。現在，龍谷大学社会学部教授。
主要業績：「医療化，製薬化，生物医学化」（『保健医療社会学論集』25巻1号，2014年），『よくわかる医療社会学』（共編著，ミネルヴァ書房，2010年）

〔新版〕現代医療の社会学——日本の現状と課題

2015年 8 月 20 日　第 1 刷発行　　定価はカバーに表示しています

編 者　中 川 輝 彦
　　　　黒 田 浩一郎

発行者　上 原 寿 明

世界思想社
京都市左京区岩倉南桑原町56　〒606-0031
電話075(721)6500
振替01000-6-2908
http://sekaishisosha.jp/

（共同印刷工業・藤沢製本）

ISBN978-4-7907-1663-1

『世界思想ゼミナール』について

自然は、人間のために存するのではない。また、人間が自然にさからうことは許されない。自然は人間には関わりなく、動いているのである。この単純なことを、環境に慣れすぎてみおとしてしまったり、厳しい人間の世界の止むを得ないかも知れない必要性から、自然をみる目が狂ってしまって、恰も、人力で自然をかえうるがごとき錯覚をもったりするところに、人間の破局が訪れてくる。それは、精神的とか物質的とか問わずにやってくるのである。

「世界思想ゼミナール」は、人間が本来の姿にかえることを、眼目においている。つまり、人間という生物を中心とする生態系のそれぞれの系に相当するところの、政治・経済・社会・文化・科学などについて、深く思索し、さらに問いたずねて、その上で、自然と調和し、均衡をもった人間の世界を作りあげてゆくところの、いとなみの一助であることを切望している。このことが、はじめて「世界思想」の名にそむかぬユニークなゼミナールを可能にすると信ずる。